儿科疾病诊治与预防

李云海　陈敏敏　蒋海燕
赵育军　梁　正　邵巧仪　主编

上海科学技术文献出版社
Shanghai Scientific and Technological Literature Press

图书在版编目(CIP)数据

儿科疾病诊治与预防 / 李云海等主编. -- 上海 :
上海科学技术文献出版社, 2024. -- ISBN 978-7-5439
-9269-6

Ⅰ. R72

中国国家版本馆 CIP 数据核字第 20240SD048 号

责任编辑:付婷婷
封面设计:崔爱红

儿科疾病诊治与预防
ERKE JIBING ZHENZHI YU YUFANG
李云海　陈敏敏　蒋海燕　赵育军　梁　正　邵巧仪　主编
出版发行:上海科学技术文献出版社
地　　址:上海市淮海中路 1329 号 4 楼
邮政编码:200031
经　　销:全国新华书店
印　　刷:北京中汇数字印刷有限公司
开　　本:787mm×1092mm　1/16
印　　张:8.5
字　　数:212 000
版　　次:2024 年 11 月第 1 版　2024 年 11 月第 1 次印刷
书　　号:ISBN 978-7-5439-9269-6
定　　价:78.00 元
http://www.sstlp.com

《儿科疾病诊治与预防》
编 委 会

主　编　李云海　陈敏敏　蒋海燕　赵育军
　　　　　梁　正　邵巧仪

副主编　谢伍刚　黄玉维　戴　庆　叶文倩
　　　　　胡　敏　曹艳华　黎国仁　孙志娟
　　　　　刘维思　张文明　胡泽华　邹斌君
　　　　　姜　敏　刘懋霞

编　委　（以姓氏笔画为序）

叶文倩　首都医科大学附属北京安贞医院
刘维思　石棉县公立医院
刘懋霞　重庆市江津区妇幼保健院
孙志娟　郓都区中医医院
李云海　广州中医药大学第三附属医院
邹斌君　海口市妇幼保健院
张文明　广州中医药大学梅州医院(梅州市中医医院)
陈敏敏　中国人民解放军陆军第 80 集团军医院
邵巧仪　佛山市妇幼保健院
赵育军　珠海市斗门区妇幼保健院
胡　林　四川省雅安市芦山县人民医院
胡　敏　宜昌市中心人民医院
胡泽华　东莞市滨海湾中心医院
姜　敏　广东医科大学附属东莞第一医院
黄玉维　南宁市儿童医院
曹艳华　中国人民解放军联勤保障部队第九六〇医院儿科
梁　正　南宁市第一人民医院
梁　佳　广州市番禺区妇幼保健计划生育服务中心
蒋海燕　包钢集团第三职工医院
谢伍刚　重庆市合川区妇幼保健院
黎国仁　重庆市奉节县人民医院
戴　庆　四川省自贡市第一人民医院

前　言

儿科学是研究儿童生长发育、儿童保健与疾病防治的一门学科。随着现代科学技术的迅猛发展，许多疾病的预后和转归发生了根本性变化，疾病的病程表现千变万化，儿科疾病更是如此。给予小儿疾病及时的、恰当的、正确的治疗，以促使小儿早日康复并健康地发育成长，是广大儿科工作者的神圣职责。为了反映当前临床上儿科常见病的最新研究成果，将先进的诊断技术和治疗方法应用于临床，方便和满足基层儿科人员学习及查阅使用的需要，更好地服务于临床，我们总结自身多年的临床工作经验，结合儿科学的最新研究进展，编撰了此书。

本书内容丰富，系统性地介绍了儿科常见和多发疾病的诊治与预防，具体包括病因及发病机制、临床表现、并发症、诊断要点、鉴别诊断、治疗技巧、预后及预防等。其内容以循证医学为指导，以“新、全、实用”为原则，注重内容的系统性、科学性、先进性和实用性，使临床医师可从中受到启发，加深对儿科疾病的认识，进而提高对常见病的诊治能力。本书是一本实用性较强的读物，不仅可以对儿科医生、基层医生诊治儿科疾病提供帮助，也可供医学院校师生参考阅读。

儿科学涉及内容广泛，随着科技的进步，其研究领域的发展日新月异，加之作者水平和经验有限，故书中如有疏漏或不足之处，恳请广大读者及医务工作者批评指正，以期再版时予以改进、提高，使之逐步完善。

编　者

2024 年 6 月

目　录

第一章　营养与健康教育

第一节　小儿营养

人类为了维持生命和保证正常活动，必须从外界环境中不断摄取各种物质，这一过程称为营养，在这个过程中摄取的各种物质称为营养素。营养素主要包括蛋白质、脂类、糖类、矿物质、维生素、膳食纤维和水等，其中，蛋白质、脂类、糖类是供能营养素，且需要量较大，被称为宏量营养素；矿物质和维生素需要量较小，被称为微量营养素。

一、能量

1.基础代谢所需

儿童基础代谢所需的能量相对较高，所需能量占总能量的 50%～60%。

2.生长发育所需

此为儿童所特有。

3.食物的热力作用

指摄入、吸收、利用食物时，能量消耗额外增加的现象。婴儿所需占总能量的 7%～8%，而食混合膳食的年长儿则仅需 5%。

4.活动所需

所需能量波动较大，与儿童身体大小、活动强度、活动持续时间和活动类型有关。

5.排泄损失能量

食物不能被完全消化吸收，残留部分排出体外，代谢产物也需从体内排出。通常摄食混合膳食的婴幼儿这部分损失约占进食食物量的 10%，当有腹泻或胃肠道功能紊乱时可成倍增加。

以上五方面为机体所需的总能量。1 岁以内婴儿每日每千克体重约需 460 kJ(110 kcal)的能量，以后每 3 岁减去 42 kJ(10 kcal)能量，到 15 岁时达成人需要量 209 kJ～251 kJ(50～60 kcal)。在安排儿童饮食时还应考虑主要供能营养素——蛋白质、脂类和糖类之间的比例合适。年龄越小，蛋白质供给量相对越多。

二、营养素的需求和摄入

营养素分为宏量营养素、微量营养素和其他膳食成分。营养素参考摄入量包括平均需要量、推荐摄入量、适宜摄入量和可耐受最高摄入量。

(一)宏量营养素

1.糖类

糖类为能量的主要来源。糖类所产生的能量应占总能量的50%～60%,糖类产能＜40%或＞80%都不利于健康。

2.脂类

脂类为脂肪、胆固醇和磷脂的总称。某些脂肪酸人体不能合成,需依赖食物供应,称必需脂肪酸,如亚油酸、亚麻酸等,必需脂肪酸对婴幼儿生长发育十分重要。婴幼儿每日总能量应有30%～35%来自脂肪,而必需脂肪酸供能占总能量的1%～3%。

3.蛋白质

蛋白质由20种基本氨基酸组成,其中8种在体内不能合成的氨基酸称为必需氨基酸(亮氨酸、异亮氨酸、赖氨酸、甲硫氨酸、苯丙氨酸、苏氨酸、色氨酸、缬氨酸),对于婴儿来说,组氨酸也是必需氨基酸。乳类和蛋类中的蛋白质具有最适合人体的必需氨基酸配比,故其生理价值最高。动物蛋白质优于植物蛋白质。由于谷类蛋白质赖氨酸含量较少,大豆蛋白质却富含赖氨酸,故豆米或豆面同食可互补有无,提高膳食的蛋白质利用率(蛋白质互补作用)。

(二)微量营养素

包括维生素与矿物质。这两类营养素虽不能供给能量,但参与酶系统活动或作为辅酶,对调节体内各种代谢过程和生理活动、维持正常生长发育极其重要。维生素可分为脂溶性维生素(维生素A、维生素D、维生素E、维生素K)及水溶性维生素(维生素B和维生素C)2大类,前者可储存于体内,不需要每日供给,过量可引起中毒;后者不能储存于体内,每日供给,不足则迅速发生缺乏症。

(三)其他膳食成分

1.水

婴儿体内水分占体重的70%～75%,较成人(60%～65%)高,因其生长发育旺盛,故需水量也多。年龄越小,相对需水量越大,婴儿为150 mL/(kg·d),以后每3岁减少约25 mL/(kg·d)。

2.膳食纤维

膳食纤维为来自植物细胞壁的糖类,不被肠道消化酶水解,而部分会被肠道细菌水解,虽无营养功能,但膳食纤维会增加粪便体积,可促进排便。

三、消化系统功能发育与营养关系

(一)消化酶的成熟与宏量营养素的吸收

1.蛋白质

儿童出生时,消化蛋白质的能力较好,但对婴儿食物中的蛋白质应有所限制,以免增加过敏机会。

2.脂类

婴儿吸收脂肪的能力随年龄增加而提高。

3.糖类

肠双糖酶的出现是肠功能发育的标志,其发育与胎龄有关。

（二）与进食技能有关的消化道发育

涉及觅食反射、挤压反射、吸吮反射、吞咽反射和咀嚼等。

（三）胃排空

胃排空与食糜的成分有关，脂肪和蛋白质可延长排空时间，温度、年龄、全身状况和运动也影响排空时间。水在胃内的排空时间为 0.5～1 h，母乳为 2～3 h，牛乳为 3～4 h，混合食物为 4～5 h。

第二节 婴儿喂养

一、母乳喂养

（一）母乳喂养的优点

1.适合儿童生长需要

母乳营养丰富：①母乳中各种营养素较多且成分优质，比例适宜，如蛋白质、糖类、脂类比例合适，蛋白质以乳清蛋白为主，在胃内形成的凝块小，易被消化吸收。②不饱和脂肪酸较多，乳糖含量高。③各种维生素、矿物质含量较多。④钙磷比例适宜。⑤淀粉酶较多，有利于婴儿消化吸收，从而保证了婴儿的生长，降低其发病率和病死率。

2.增强婴儿免疫力

母乳中含有大量的抗微生物成分，具有增强婴儿免疫力的作用：①母乳中含有的分泌型 IgA，在胃肠道内不受酸碱的影响，不被消化，可结合肠道内病原体（细菌、病毒等）和过敏原，阻止其侵入肠黏膜。②母乳中含有较多的乳铁蛋白，可抑制大肠埃希菌和白念珠菌生长。③母乳中有巨噬细胞、淋巴细胞和中性粒细胞等免疫活性物质。④母乳喂养避免了奶瓶等器具带来的外部感染。

3.促进母婴情感交流

母乳喂养时，婴儿与母亲直接接触，通过逗引、拥抱、照顾、对视，增进母婴感情，并使婴儿获得安全感、舒适感及愉快感，有利于婴儿心理和智力的发育。

（二）母乳喂养的禁忌证和非禁忌证

1.母乳喂养的禁忌证

禁忌证包括：①半乳糖血症的婴儿。②患活动性结核病、人类嗜 T 细胞病毒Ⅰ型或人类嗜 T 细胞病毒Ⅱ型阳性的母亲。③接受放射性同位素检查或治疗、工作环境中存在放射性物质的母亲。④接受抗代谢药物、化疗药物或一些特别的药物治疗期间。⑤吸毒或滥用药物的母亲。⑥乳房被单纯疱疹病毒感染的母亲。⑦感染人类免疫缺陷病毒的母亲。

2.母乳喂养的非禁忌证

非禁忌证包括：①母亲乙肝表面抗原阳性。②母亲患有丙型肝炎（血液中丙型肝炎病毒抗体或 DNA 阳性）。③母亲存在发热。④母亲工作环境含少量化学物质。⑤母亲为巨细胞病毒血清阳性携带者，喂养前母乳需冷冻或加热消毒，以降低母乳中巨细胞病毒载量。⑥抽烟的母亲可以进行母乳喂养，但不能在婴儿房间内吸烟，应尽快戒烟。⑦母乳喂养的母亲避免饮用含酒精饮料，若偶尔饮用少量酒精饮料，必须 2 h 后才能给予母乳喂养。⑧绝大多数患黄疸和高胆红素血症的新生儿不应中断母乳喂养。极少数患严重高胆红素血症的新生儿，可短期中止母乳喂养。

（三）哺乳的方法

对于 4 个月内的婴儿，应坚持母乳喂养。婴儿出生后第 1～2 个月喂的次数可根据婴儿饥饿啼哭的频率和母亲乳房隐胀感来决定，可促使乳汁分泌增加，有利于哺乳成功。婴儿渐长，日夜规律建立后，夜间哺乳次数自然减少，日间哺乳间隔达 3 h 以上，此时哺乳规律。一般婴儿满月后一昼夜哺乳 6～7 次，4～5 个月时 5～6 次。每次哺乳时间 15～20 min，根据吸吮能力及生活能力的不同，适当延长或缩短每次哺乳时间，以吃足为原则。

哺乳量的判定：观察哺乳时婴儿的行为反应来了解乳量是否充足。哺乳时能听到咽乳的声音，哺乳后安静入睡，每日体重增长 25～30 g，可以认为乳量充足。如哺乳时婴儿频频挣扎和啼哭，哺乳后不易入睡或睡不宁，体重增长慢，则为乳量不足。

（四）断乳

断乳要逐渐进行，最好在春秋季节，开始断乳时，每日减少哺乳 1 次，并以辅食代替，以后逐渐减少哺乳次数，增加辅食次数，一般可在 10～12 个月逐步完全断乳。若遇炎热夏季或婴儿体弱多病，可延迟断乳至一岁半。

二、部分母乳喂养

同时采用母乳与配方奶粉或兽乳喂养婴儿为部分母乳喂养。

（一）补授法

母乳不足时，每次喂养都用配方奶粉或兽乳补充为补授法，此方法适合 4 个月内的婴儿。补授时每次先哺母乳，将两侧乳房吸空后再以配方奶粉或兽乳补足。这样有利于刺激母乳分泌。补授的量由婴儿食欲及母乳量多少而定，即“缺多少补多少”。

（二）代授法

用配方奶粉或兽乳完全替代一次或几次母乳喂养为代授法。此方法适合 4～6 个月或以后的婴儿。4 个月内的婴儿母乳量不足时，如用代授法，减少了哺乳次数，乳头得到的刺激减少，乳汁分泌降低。4～6 个月婴儿如用补授法，婴儿易眷恋母乳，难以断离。

三、人工喂养

4 个月以内的婴儿由于各种原因不能进行母乳喂养时，完全采用配方奶粉或其他兽乳等喂哺婴儿，称为人工喂养。

（一）兽乳的特点（以牛乳为例）

1.乳糖含量低

牛乳的乳糖含量低于母乳，且主要为甲型乳糖，有利于大肠杆菌的生长。

2.宏量营养素比例不当

牛乳的蛋白质含量较母乳高，且以酪蛋白为主，酪蛋白易在胃中形成较大的凝块；牛乳的氨基酸比例不当；牛乳的脂肪颗粒大，而且缺乏脂肪酶，较难消化；牛乳的不饱和脂肪酸(亚麻酸)(2%)低于母乳(8%)；牛乳含磷高，磷易与酪蛋白结合，影响钙的吸收。

3.肾负荷重

牛乳含矿物质比人乳多 3～3.5 倍，增加婴儿肾脏的溶质负荷，对婴儿肾脏有潜在的损害。

4.缺乏免疫因子

牛乳缺乏各种免疫因子是与人乳的最大区别，故牛乳喂养的婴儿患感染性疾病的机会较多。

羊乳的营养价值与牛乳大致相同，蛋白质凝块较牛乳的细而软，脂肪颗粒大小与母乳的相仿。但羊乳中叶酸含量很少，长期喂养羊乳易致巨幼红细胞性贫血。马乳的蛋白质和脂肪含量少，能量低，故不宜长期喂养。

(二)牛乳的改造

由于种类的差异，兽乳所含的营养素不适合人类的婴儿。故一般人工喂养和婴儿断离母乳时应首选配方奶粉。

1.配方奶粉

配方奶粉是以牛乳为基础改造的奶制品，使宏量营养素成分尽量接近于母乳的，适合婴儿的消化能力和肾功能，如降低酪蛋白、无机盐的含量等，添加一些重要的维生素 K、维生素 D 和微量元素铁、锌等。使用时按年龄组选用。

2.全牛乳的家庭改造

如无条件选用配方奶粉而采用兽乳喂养婴儿时，必须改造，不宜直接采用兽乳喂养婴儿。①加热：煮沸可达到灭菌的要求，且能使牛乳中的蛋白质变性，使之在胃中不易凝成大块。②加糖：婴儿食用全牛乳时应加糖。这不是为了增加牛乳甜味，或增加能量(因牛乳与母乳能量相近)，而是为了改变牛乳中宏量营养素的比例，利于吸收，软化大便。一般 100 mL 牛乳中可加 5～8 g 蔗糖。加糖过多或过少均不利于婴儿。③加水：降低牛乳中矿物质、蛋白质浓度，减轻婴儿消化道、肾负荷。稀释牛乳仅用于新生儿，生后不满 2 周者可采用 2 份牛乳加 1 份水，以后逐渐过渡到 3∶1 或 4∶1，满月后即可用全牛乳。

(三)奶量摄入的估计(6 个月以内)

100 mL 全牛乳供能 280.33 kJ(67 kcal)，8%糖牛乳 100 mL 供能约 418.4 kJ(100 kcal)。婴儿的能量需要量为 460 kJ/(kg·d)[110 kcal/(kg·d)]，婴儿需 8%糖牛乳 110 mL/(kg·d)。全牛乳喂养时，因蛋白质与矿物质浓度较高，应两次喂养之间加水，使牛乳与水量达 150 mL/(kg·d)。

(四)正确的喂养技巧

同母乳喂养一样，人工喂养婴儿亦需要正确的喂养技巧，正确的喂养姿势可唤起婴儿的最佳进食状态。人工喂养婴儿时应特别注意选用适宜的奶嘴和奶瓶，选择合适的奶液的温度，了解喂养时奶瓶的位置。

四、婴儿食物转换

食物转换是指从纯乳类向固体食物转换的过程，以往称辅食添加。食物转换时期添加的食物被称为过渡期食物、换乳食物、断乳食物或辅食。食物转换的目的是补充营养素，培养进食能力和对各类食物的喜爱。

(一)不同喂养方式婴儿的食物转换

由于生后的喂养方式不同，因而在食物转换的过渡时期婴儿喂养的模式略有不同。母乳喂养婴儿的食物转换问题是逐渐用配方奶粉或兽乳完全替代母乳，同时引入其他食物；部分母乳喂养和人工喂养婴儿的食物转换问题是逐渐引入其他食物。

(二)过渡期食物的引入

过渡期食物要选择易于消化吸收、满足生长发育需要、不易过敏的。应根据婴儿发育状况决定引入的食物。一般应在婴儿体重达 6.5～7 kg、4～8 个月龄时引入。添加的原则是从一种到多种，从稀到稠，从少到多，从细到粗，根据婴儿适应情况逐渐酌情添加。添加过早可能引起过敏性疾病、消化道功能紊乱、肥胖或消瘦等；添加过晚会影响咀嚼功能和面肌的发育，从而出现营养缺乏表现，影响睡眠质量，造成进食行为异常等。

第三节　幼儿营养与膳食安排

一、幼儿营养需要与进食特点

幼儿对热能、蛋白质、脂类和糖类的需要量分别为每日每千克体重 376.56～418.4 kJ、2～3 g、3～3.5 g 和 12 g。

(一)食欲相对下降

1 岁后幼儿生长逐渐平稳，因此幼儿进食相对稳定，较婴儿期旺盛的食欲略有下降。

(二)心理行为发育特点对进食的影响

幼儿心理发育迅速，对周围世界充满好奇，表现出探索性行为，进食时也表现出强烈的自我进食欲望。成人如果忽略幼儿的要求，仍按婴儿的方法抚养，幼儿可表现出不合作与违拗心理；而且幼儿注意力易被分散，幼儿进食时玩玩具、看电视等做法都会降低其对食物的注意力，进食下降。应允许幼儿主动参与进食，满足其自我进食欲望，从而培养其独立进食能力。

(三)家庭成员的影响

家庭成员进食的行为和对食物的反应可作为幼儿的榜样。

(四)进食技能发育情况

幼儿的进食技能发育情况与婴儿期的训练有关，如错过训练吞咽、咀嚼的关键期，长期食物过细，幼儿会表现出不愿吃固体食物，或“包在嘴中不吞”的情况。

(五)食欲波动

幼儿有准确判断能量摄入的能力。这种能力不但会在一餐中表现出来，连续几餐都可被证实。幼儿可能一日早餐吃很多，次日早餐什么也不吃；一日中早餐吃得少，可能会中餐吃较多和晚餐吃较少。变化的进食行为提示幼儿有调节进食的能力。研究显示幼儿餐间摄入的差别可达 40%，但一日的能量摄入大体一致，只有 10%的变化。

二、幼儿膳食要求和膳食安排

(一)幼儿膳食要求

1.膳食形态

由半流质食物向固体食物过渡。

2.喂养方式

由依靠成人喂养过渡到自行进食。

(二)幼儿膳食安排

幼儿膳食中各种营养素和能量的摄入需满足该年龄阶段幼儿的生理需要，蛋白质每日 40 g 左右，其中优质蛋白(动物性蛋白质和豆类蛋白质)应占总蛋白的 1/3～1/2。蛋白质、脂肪和糖类产能之比为 10%～15%：25%～30%：50%～60%。膳食安排需合理，频繁进食、夜间进食、过多饮水均会影响幼儿的食欲。

第四节　儿童保健

儿童保健属儿科学与预防医学相交叉的分支学科，专门研究各年龄阶段儿童的生长发育、营养保健、疾病防治和健康管理，并采取有效措施，防止不利因素，以保证和促进儿童身心的健康成长。

一、各年龄期儿童保健重点

(一)胎儿期及围生期保健

胎儿的发育与孕妇的健康、营养状况、疾病、生活环境和情绪等密切相关，故胎儿期保健以孕妇的保健为主。

1.预防遗传性疾病与先天畸形

父母婚前应进行遗传咨询，禁止近亲结婚以减少遗传性疾病的可能性；妊娠早期应尽可能避免各种病毒感染；避免接触放射线、烟酒以及铅、苯、汞、有机磷农药等化学毒物；患有心肾疾病、糖尿病、甲状腺功能亢进、结核病等慢性疾病的孕妇应在医生指导下进行治疗；高危产妇应定期产前检查，必要时终止妊娠。

2.保证充足营养

孕妇应加强铁、锌、钙、维生素等重要营养素的补充。

3.给予孕妇良好的生活环境

孕妇应保持心情舒畅，减少精神负担，避免过重体力活动，注意劳逸结合，以防发生流产、早产及异常产等。

4.加强高危儿的监护

针对产时感染的新生儿，以及早产儿、过期产儿、低体重儿等高危儿应置于新生儿监护病房(neonatal intensive care unit，NICU)，予以特殊监护。

5.预防并及时处理各种围生期疾病

如新生儿窒息、低血糖、低血钙、低体温、颅内出血等疾病。

(二)新生儿期保健

新生儿期是婴儿出生后适应外界环境的重要阶段，新生儿需经历一段时间的生理调节，才能适应母体外的环境。特别是生后1周内的新生儿发病率和死亡率极高，占婴儿死亡的1/2～2/3，故新生儿期保健重点在生后1周内。

1.出生时护理

产房温度保持在25～28℃；新生儿娩出后立即清理口、鼻、咽腔内黏液，保证呼吸道通畅；严格消毒，结扎脐带；记录出生时评分、体温、呼吸、心率、体重与身长；新生儿出生后观察6 h，正常者母婴同室，高危儿送NICU；尽早喂母乳。

2.家庭保健

(1)应注意新生儿保暖，冬季应使室温保持在20～22℃，湿度以55%为宜，无条件时可用热水袋等保暖，避免体温不升；夏季应避免室内温度过高。

(2)指导母亲正确哺乳，以维持良好的乳汁分泌。母乳不足或无法进行母乳喂养时，应指导母亲使用科学方法进行人工喂养。

(3)新生儿皮肤娇嫩，应注意保持皮肤清洁，勤洗澡，根据室温选择合适的衣服。臀部皮肤容易感染，应选择吸水性好的浅色尿布，或用透气性好的尿不湿，注意勤换。

(4)重视婴儿早期情感需求，父母应通过多与婴儿说话、抚触、亲吻、拥抱等方式加强母(父)婴情感交流。

(5)养成细致观察婴儿的习惯，注意婴儿的睡眠、面色、哭声、精神状况、吃奶及大小便情况，发现异常及时就医。

(三)婴儿期保健

婴儿期体格生长发育的速度最快，对能量和营养素的需要量相对较大，必须摄入各种丰富的营养素以满足需要，但其消化功能尚不完善，易致消化功能紊乱和营养不良等疾病。因此，提倡纯母乳喂养至4～6个月；科学进行混合喂养或人工喂养；自2～3个月开始可添加辅食。定期进行体格检查，以便早期发现缺铁性贫血、佝偻病、发育异常等。坚持户外活动，常做空气浴、日光浴和被动体操。用带有声、光、色的玩具刺激婴儿感观，促进感知发育。按计划免疫程序完成基础免疫。

(四)幼儿期保健

此期的保健措施有：①加强营养，尽早训练幼儿的自我进食能力。②重视与幼儿的语言交流，通过玩游戏、讲故事、唱歌等方式促进幼儿语言方面的发育；培养幼儿的自我生活能力，安排其规律生活，使其养成良好的生活习惯，如睡眠、进食、排便、沐浴、玩游戏、户外活动等。③每3～6个月进行体格检查，监测生长发育情况，筛查牙齿、听力及视力异常，预防营养缺乏性疾病的发生。④预防传染病，防止异物吸入、烫伤、跌伤等意外伤害事故的发生。

(五)学龄前期保健

学龄前期儿童具有较大的可塑性,学龄前期是性格形成的关键时期。学龄前期保健重点为:①加强教育,注意培养其学习习惯、想象与思维能力,使之具有良好的心理素质;通过游戏、体育活动,增强其体质,使其在游戏中学习遵守规则和与人交往。②每年体检 1～2 次,进行屈光不正、龋齿、缺铁性贫血、寄生虫等常见病的筛查与矫治。③保证充足营养,预防外伤、溺水、误服药物以及食物中毒等意外事故发生。

(六)学龄期保健

此期儿童求知欲强,理解、分析、综合能力逐步完善,是接受科学文化教育的重要时期。此期的保健措施:合理安排生活、学习和锻炼,保证足够的营养和睡眠;注意预防近视和龋齿;注意正确的坐、立、行姿势;预防并正确处理精神、情绪、行为等方面的问题。

(七)青春期保健

此期为体格发育的第 2 个高峰期,性别差异显著。由于与社会接触增多,外界环境对其影响越来越大,常可引起心理、行为、精神等方面的波动。青春期保健方面注意:①供给充足营养,以满足生长发育所需。②培养良好的学习习惯,合理安排生活和学习。③加强素质教育,重视体育锻炼。④预防屈光不正、龋齿、缺铁性贫血等常见病的发生。⑤多方面、多渠道进行法制教育、安全教育和社会公德教育,学习交通规则和意外事故防范知识,防止意外事故的发生。⑥进行正确的性教育和生理、心理、行为指导,保证青少年的身心健康。

二、儿童保健的具体措施

(一)护理

1.居室

儿童居室应阳光充足,通气良好,冬季室内温度尽可能达到 18～20℃,湿度为 55%～60%。建议母婴同室,便于母亲哺乳和料理婴儿生活。患病者不应进入儿童居室,尤其是新生儿、早产儿的居室。

2.衣着

应选择浅色、柔软的纯棉织物,宽松而少接缝,避免摩擦皮肤。冬季不宜穿得过多、过厚,以免影响四肢血液循环和活动。襁褓不应包裹过紧,以免影响婴儿自如活动。婴儿最好穿连衣裤或背带裤,不用松紧腰裤,以利于胸廓发育。幼儿学会走路、会表达大小便时最好不穿开裆裤。

(二)营养

合理喂养是保证儿童生长发育及健康的先决条件。对家长和有关人员,必须及时进行有关母乳喂养、婴儿的辅食添加、顺利度过断乳期、幼儿期正确进食行为的培养、学龄前期及学龄期儿童的膳食安排等内容的宣教和指导。

(三)计划免疫

计划免疫是根据儿童的免疫特点和传染病的发生情况,按照科学的免疫程序,有计划地进行疫苗接种,以提高人群的免疫水平,达到控制和消灭传染病的目的。

按照我国规定,婴儿必须在 1 岁内完成卡介苗、脊髓灰质炎减毒活疫苗、百白破混合疫苗、乙型脑炎疫苗、麻疹疫苗和乙型肝炎疫苗等的接种。此外,根据流行地区和季节进行流行性脑脊髓膜炎疫苗、风疹疫苗、流感疫苗、腮腺炎疫苗、甲型肝炎病毒疫苗等疫苗的接种。

免疫接种的禁忌证有：①患肝炎、急性传染病、自身免疫性疾病、免疫缺陷病或其他严重疾病者。②有明确过敏史者禁止接种白喉毒素、破伤风类毒素、麻疹疫苗（特别是鸡蛋过敏者）、脊髓灰质炎减毒活疫苗（牛奶或奶制品过敏）、乙型肝炎疫苗（酵母过敏或疫苗中任何成分过敏）。③患结核病、急性传染病、肾炎、心脏病、湿疹及其他皮肤病者。④发热、腹泻、急性传染病期和接受免疫抑制剂治疗期间，忌服脊髓灰质炎减毒活疫苗。⑤百日咳菌苗偶可产生神经系统严重并发症，故儿童及其家庭成员患癫痫、有抽搐史及神经系统疾病者，禁用百日咳菌苗。

（四）儿童心理卫生

健康包括身体和精神心理两个方面。随着生活节奏加快，儿童承受的压力越来越大，心理行为障碍所引起的疾病日益增多。儿童心理保健的目标是以预防为主，根据儿童心理发展规律，在家庭及社会环境的影响下，通过有益的教育和训练，自幼培养儿童健康的心理、完善的人格、灵活的适应能力，使儿童具有乐观、豁达、积极向上、勇于克服困难和适应社会的良好素质。

1.习惯的培养

（1）睡眠习惯：应自幼培养儿童规律的睡眠习惯。具体方法如下。①儿童居室的光线应柔和，睡前避免过度兴奋，婴儿应有自己的固定床位，睡眠环境稳定。②不要随意改变儿童的睡眠时间，保证其充足的睡眠。每天应保证的睡眠时间：新生儿 20～22 h，婴幼儿 12～13 h，学龄前期儿童 10～11 h，7 岁以上儿童 9～10 h。③对婴儿可利用固定乐曲帮助其入睡，不拍、不摇、不可刚喂哺就催眠，对幼儿可用柔和声音重复讲故事帮助其入眠。

（2）进食习惯：从婴儿期就应注意训练儿童进食能力，培养其良好的进食习惯。具体方法如下。①1～2 个月婴儿尚未建立昼夜生活节律，胃容量小，可夜晚哺乳 1～2 次；3～4 个月的婴儿逐渐停止夜间哺乳；4～6 个月的婴儿可添加辅食，使其适应多种食物的味道，避免挑食、偏食，同时应训练用勺进食，7～8 个月的婴儿学习用杯喝奶、水。②9～10 个月的婴儿开始有主动进食的要求，可先训练其自己抓取食物的能力，尽早让儿童练习自己用勺进食，促进眼、手协调动作，这有益于手指肌肉发育，同时也使儿童的独立性、自主性得到发展。

（3）排便习惯：随着进食的食物性质的改变和婴儿消化功能的成熟，婴儿大便次数逐渐减少到每日 1～2 次时，便可开始训练其坐便盆、定时排大便。当儿童会走路，有一定表达能力，能听懂成人语言时，就可训练其控制大小便，一般 1 岁左右的儿童已可表示便意，3 岁以后可训练睡前排尿而夜间不排尿。

（4）卫生习惯：从婴儿期起就应培养其良好的卫生习惯，定时洗澡、勤换衣裤，保护会阴部清洁，不随地大小便。在婴儿哺乳或进食后可喂给少量温开水清洁口腔。2～3 岁以后培养小儿饭后漱口和食前、便后洗手的习惯，5 岁后锻炼自己早晚刷牙。教育其不喝生水和不吃不洁的瓜果等，不随地吐痰，不乱扔果皮纸屑。

2.社会适应性的培养

儿童的社会适应性行为是各年龄阶段相应神经心理发展的综合表现，与家庭经济水平、育儿方式、儿童性别、性格、年龄密切相关。

（1）独立能力：家长应在日常生活中培养婴幼儿的独立能力，如自行进食、控制二便、独自睡觉、自己穿衣和穿鞋等；应培养年长儿独立分析、解决问题的能力。

(2)控制情绪:儿童控制情绪的能力与语言、思维的发展和成人的日常教育有关。儿童常因要求未能满足而不能控制自己的情绪,或发脾气,或发生侵犯行为,故成人对儿童的要求与行为应按社会标准或予以满足,或加以约束,或预见性地处理问题,减少儿童产生消极行为的机会。用诱导方法而不用强制方法处理儿童的行为问题,可以减少对立情绪,有利于儿童控制力的发展。

(3)意志:在日常生活、学习、游戏中应该有意识培养儿童克服困难的意志,增强其自觉、坚持、果断和自制的能力。

(4)社交能力:养育过程中,经常给予儿童积极愉快的感受,如:喂奶时抚触,与孩子脸对脸微笑、说话、唱歌、拥抱,常与孩子做游戏、讲故事等,这都会增加孩子的生活能力。注意培养儿童之间互助友爱,鼓励与其他小朋友互相谦让、增进友谊;让孩子在游戏或有益活动中学习与人交流的技巧,增进语言交流能力。

(5)创造能力:通过做游戏、讲故事、绘画、听音乐、表演、自制小玩具等培养儿童的想象力和创造力。启发式地向儿童提出问题,引导儿童自己去发现、思考、探索,有助于促进儿童思维能力的发展,开发儿童的智慧潜能。

3.父母和家庭教育的作用

父母的教养方式和态度、与小儿的亲密程度等,直接影响到儿童个性的形成和心理健康。从小与父母建立相依感情的儿童,日后会有良好的社交能力和人际关系。婴儿期与母亲接触密切的儿童语言和智力发育较好。家庭教育民主氛围较浓的儿童善与人交往、机灵大胆而有分析思考能力;反之,如父母管教过严,常打骂儿童,则儿童缺乏自信心、自尊心,恃强性和紧张性高,对人缺乏感情;父母过于溺爱的儿童缺乏独立性、任性、情绪不稳定。父母应了解不同年龄阶段儿童的心理发育特点,理解儿童的行为,以鼓励性的正面教育为主,对儿童的不良行为应及时说服、纠正;父母更应提高自身素质,言行一致,以身作则地教育儿童。

(五)定期健康检查

0～6 岁散在儿童和托幼机构的集体儿童应进行定期的健康检查,系统观察小儿的生长发育、营养状况,及早发现异常,进行健康指导和采取相应措施。

1.新生儿访视

由社区妇幼保健人员于新生儿出生 28 天内家访 3～4 次,对高危儿应适当增加家访次数。家访的目的是早期发现问题,及时指导处理,降低新生儿发病率。家访内容如下:①新生儿出生情况和生活状态,出生时有无窒息、产伤,吃奶、睡眠、大小便情况等。②预防接种情况。③喂养与护理指导。④体重监测,每周测体重 1 次并记录。⑤体格检查,重点检查有无产伤、黄疸、畸形、皮肤与脐部感染。每次访视后,应认真填写访视卡,待小儿满月后转至有关保健机构。

2.儿童保健门诊

小儿应定期接受儿童保健单位的健康检查,以早期发现问题、及时解决。定期检查的频度根据儿童生长发育的速度而定,年龄越小,检查间隔宜越短,以便及时发现生长发育的变化,防止发生生长偏离。高危儿、体弱儿应适当增加检查次数。定期检查内容为:①体格测量及评价,3 岁后每年测视力、血压 1 次。②询问个人史及既往史。③全身各系统检查。④常见病的实验室检查,如缺铁性贫血、寄生虫病等,对临床可疑佝偻病、微量元素缺乏、发育迟缓等应做相应的筛查实验。

（六）体格锻炼

体格锻炼是增强儿童体质、提高免疫能力、保证身心健康的重要手段。小儿于出生后2周至1个月即可开始锻炼，随年龄适当增加活动量。

1.户外活动

户外活动，即空气浴和日光浴。一年四季均可进行，既可增加儿童对冷空气的适应能力，又能使其接受日光照射，防止佝偻病的发生。婴儿出生后1个月即可进行户外活动，户外活动时间可逐渐延长，冬季注意身体保暖。

2.皮肤锻炼

(1)婴儿皮肤按摩：每日早晚进行，每次15 min左右，在婴儿面部、胸、腹、背、四肢、足底有规律地轻揉与捏握，刺激皮肤，有益于循环、呼吸、消化等功能的完善和肢体肌肉的放松与活动。皮肤按摩不仅有益于婴儿的生理功能发育，也是父母与婴儿之间情感交流的最佳方式。

(2)温水浴：温水浴不仅可保持皮肤清洁，还可促进新陈代谢，增进食欲，有利于睡眠和生长发育。冬季应注意室温、水温，做好温水浴前的准备工作，减少体表热能散发。新生儿脐带脱落后即可行温水浴，每日1～2次。

(3)擦浴：7～8个月以上的婴儿可进行身体擦浴。擦浴时室温保持在16～18℃，水温32～33℃，待婴儿适应后，水温可逐渐降至26℃。先将毛巾浸入温水，拧半干，然后在婴儿四肢做向心性擦浴，擦毕再用干毛巾擦至皮肤微红。

(4)淋浴：适用于3岁以上儿童。每日1次，每次冲淋1～3 min，水温35～36℃，浴后用干毛巾擦至全身皮肤微红。待儿童适应后，可逐渐将水温降至26～28℃。

(5)游泳：有条件者可从小训练，训练过程中应有成人相伴看护。

3.体育运动

(1)婴儿被动操：可促进婴儿运动系统的发育，改善血液循环。适用于2～6个月婴儿，每日1～2次，由成人给婴儿做四肢伸屈运动，逐渐过渡到婴儿主动操。

(2)婴儿主动操：对于6～12个月婴儿，可训练其爬、坐、仰卧起身、扶站、扶走、双手取物等动作。

(3)幼儿体操：12～18个月幼儿可在成人的扶持帮助下，进行有节奏的活动；18个月至3岁幼儿可配合音乐，做模仿操。

(4)儿童体操：如广播体操、健美操，可促进动作协调性和肌肉骨骼的发育。

(5)游戏、田径与球类：年长儿可利用木马、滑梯等器械进行锻炼，做各种田径活动、球类、舞蹈、跳绳等运动。

（七）预防意外伤害

1.窒息与异物吸入

对于3个月以下的婴儿，应注意防止因被褥、母亲身体、吐出的奶液等造成的窒息。对于较大婴幼儿，应防止食物、果核、纽扣、硬币等异物吸入气管。

2.中毒

注意食物的清洁卫生，防止食物在制作、存放、出售过程中因处理不当所致的食物中毒；避免食用有毒的食物，如毒蘑菇、含氰果仁（苦杏仁、桃仁、李仁等）、白果仁等；药物应放于儿童拿不到的地方，认真对待儿童用药，防止误服造成伤害。

3.外伤

婴幼儿居室的窗户、楼梯、阳台、床铺等都应安装栏杆，防止坠床和从高处跌落；远离厨房，避免开水、油、汤等烫伤；保管好易造成损伤的物品；教育年长儿不可随意玩火柴、打火机、煤气等易燃危险物品；室内电器、电源应有防止触电的安全装置。

4.溺水与交通事故

教育儿童不可独自去江河、湖泊、池塘和水井处玩耍；遵守交通规则，不可随意在机动车道上跑步或横穿马路。

第五节　计划免疫

计划免疫是按照规定的免疫程序，有计划地利用生物制品进行的预防接种，可提高人群免疫力，达到控制和消灭相应传染病的目的。它是贯彻“预防为主”的方针，积极预防传染病的一种经济、方便、有效的方法，是国家和父母关心下一代健康成长的表现。目前我国城市接种率已达100%，要普及计划免疫，必须有冷藏设备及运输线。

一、基础免疫

我国实行对1岁以内儿童系统地完成百白破混合疫苗、卡介苗、脊髓灰质炎减毒活疫苗、麻疹疫苗、乙型脑炎疫苗、乙型肝炎疫苗等6种生物制品的初次接种。作为常规基础免疫，使之产生对相应传染病的免疫力，以期预防8种常见传染病。

二、预防接种的种类

(一)自动免疫

将特异性抗原接种于易感者，使其体内主动产生免疫抗体，以抵抗同抗原的致病体，预防疾病的发生。自动免疫制剂分以下3类。

1.菌苗

由细菌菌体制造而成，分死菌苗和活菌苗2种。①死菌苗：伤寒菌苗、副伤寒菌苗、霍乱菌苗、百日咳菌苗。菌苗进入人体后不能繁殖，免疫效果差。②活菌苗：卡介苗、鼠疫活菌苗。菌苗进入人体后能繁殖，类似一次轻型的自然感染过程，但不会发病，在体内刺激时间长，接种量小，次数少，免疫效果好。

2.疫苗

将病毒或立克次体接种于动物、鸡胚或组织，进行培养，经处理制造而成。①灭活疫苗：乙型脑炎疫苗、乙型肝炎疫苗、狂犬病疫苗。②减毒活疫苗：麻疹疫苗、脊髓灰质炎减毒活疫苗、风疹疫苗、流行性腮腺炎疫苗、甲型肝炎减毒活疫苗、流感疫苗。

3.类毒素

细菌产生的外毒素经福尔马林处理后失去毒力而保留原来的抗原性。注射后它刺激身体产生抵抗毒素的免疫力,如白喉类毒素、破伤风类毒素。

上述3种制品,接种后刺激人体自动产生免疫力,称自动免疫。

联合免疫接种是指一种以上预防接种制剂联合应用,同时对几种传染病产生抵抗力,如百白破三联针、白破二联针等,联合免疫效果好,可减少接种次数。

(二)被动免疫

未接受过自动免疫的易感儿在接触传染病后,使机体在短期内具有免疫力的方法,称被动免疫。被动免疫制剂统称免疫血清。①胎盘球蛋白、丙种球蛋白或全血,用于麻疹、流行性腮腺炎、甲型肝炎的被动免疫。有效期3周。②该传染病的特异免疫球蛋白,如乙型肝炎免疫球蛋白。③免疫血清,包括抗毒素和抗病毒血清等,是通过抗原物质免疫动物或人而取得的。常用的有破伤风抗毒素、白喉抗毒素、肉毒抗毒素、抗狂犬病毒血清,这类制品是动物血清,对人来说是一种异性蛋白,易过敏,预防时间短,仅1～3周。

三、预防接种的禁忌证

(一)一般禁忌证

一般禁忌证包括:①发热。②急性或慢性疾病的发病期。如风湿病、活动性肺结核、心脏病、急慢性肾炎、肝硬化、糖尿病、高血压、血液系统疾病、严重化脓性皮肤病、中耳炎等的发病期。③过敏性疾病。如婴儿湿疹、哮喘、荨麻疹。④体质特别虚弱、严重营养不良者。⑤某些传染病流行季节。如乙型脑炎流行季节不宜接种百日咳疫苗,因为可诱发乙型脑炎。⑥近6周注射过丙种球蛋白、免疫球蛋白或其他免疫制剂者,暂缓用甲型肝炎减毒活疫苗、麻疹疫苗、流行性腮腺炎疫苗、风疹疫苗等。⑦对患有癫痫、抽搐史者,禁注百白破混合疫苗、乙型脑炎疫苗、流脑多糖疫苗。⑧急性传染病的潜伏期、前驱期、发病期及恢复期。

(二)特殊禁忌证

特殊禁忌证包括:①活疫苗,孕妇、免疫缺陷病者、恶性肿瘤者,长期服用肾上腺素、抗代谢药及免疫抑制剂者忌接种。②需复种的疫苗,如第一针已有高热、惊厥、休克等严重反应,以后不能再复种。③严重腹泻儿暂缓服用脊髓灰质炎减毒活疫苗,腹泻痊愈后再服用。④卡介苗。凡患过结核病、PPD(+)(结核菌素皮肤试验阳性)者禁用卡介苗。

四、预防接种的正常反应

目前使用的各类制品除百白破混合疫苗因用氢氧化铝吸附剂制成,偶有严重反应外,一般疫苗带来的反应均很轻微,反应持续时间也短暂,因此,预防接种是安全可靠的。一般可分为局部反应、全身反应和异常反应。

(一)局部反应

接种几小时至24 h注射部位出现红、肿、热、痛。红肿直径在5 cm以上,伴有淋巴结炎,为重度反应。一般在2～3天内可自行消退,一般不需要特殊处理,如有必要也可进行热敷。如局部反应继续扩大并伴高热等全身症状,则需就医诊治。接种卡介苗4周左右局部出现红肿,以后局部化脓，一般2个月左右结痂，形成瘢痕。上述为正常现象。若局部迟迟无反应，说明接种失败。偶有同侧腋窝淋巴结肿大，穿刺或活检为干酪样变，说明卡介苗接种反应强烈，引起淋巴结核，需抗结核治疗。

（二）全身反应

轻者有疲倦感、头昏、全身不适；重者头痛、畏寒、高热、恶心、呕吐、腹痛、腹泻等，一般不超过2天。轻者无须处理；重者休息，对症治疗，如畏寒、高热可口服对乙酰氨基酚或布洛芬等解热镇痛剂；呕吐、腹痛可服654-2、痛痉平等止吐、解痉剂。少数孩子接种麻疹疫苗、风疹疫苗后6～12天，可有发热、一过性皮疹，1～2天后症状消失。个别接种风疹疫苗后2～4周出现轻度关节炎反应。均无须处理。

（三）异常反应

晕厥、过敏性休克、过敏性皮疹、血清病、变态反应性脑脊髓膜炎、诱发潜伏的感染等。晕厥时，可让小儿平卧，保持安静，可用手指甲压或针刺人中穴，给喝热开水或糖水，一般几分钟内即可恢复，仍不恢复者或休克者立即皮下注射1∶1 000肾上腺素0.01～0.03 mL/(kg·次)。无效或有其他异常反应，应迅速住院抢救。

五、预防接种注意事项

(1)疫苗应从正规渠道进货，所用疫苗应该有卫健委批号。千万不可在无资质的诊所接种，以防发生意外。

(2)预防接种前，一定要看清说明书所指的接种对象、用法及剂量、禁忌证、不良反应、注意事项、保存及运输要求、有效期等，并应询问有无禁忌证，再决定能否进行预防接种。

(3)安瓿裂损、疫苗变色均不能使用。

(4)疫苗开封后均应在1 h内用完。

(5)为防止意外，应有1∶1 000肾上腺素、氢化可的松等抢救药品备用。

(6)使用一次性注射器进行预防接种，以预防交叉感染。

第六节 儿童健康教育

儿童健康教育的目的是通过宣教保健知识和健康促进活动，引导家长、教师和社会各界用科学措施保护和养育儿童，帮助他们从小建立健康的行为和生活方式，为一生的健康发展和生活质量提高奠定基础。

儿童生长迅速，各种健康需求旺盛，儿童健康教育有利于儿童生存。儿童年龄越小，越易受有害刺激侵袭，越应对其提供保护。所以，儿童健康教育进行得越深入，家长、教师和社会各界在科学育儿知识方面受惠就越大，各年龄段儿童死亡率和患病率越容易降低，对提高整个民族的健康水平有积极意义。

儿童健康教育有利于儿童发展。儿童随年龄增长，自我保健意识逐渐建立。通过儿童健康教育，一方面使成人提高自我保健意识，自觉为儿童身心发育创造条件；另一方面，又为儿童自身树立榜样，帮助他们建立健康的行为和生活方式，促进今后适应性发展。

儿童健康教育能以少量的投入，创造出巨大的社会经济价值。墨西哥开展的口服补液盐健康教育是一个典型事例。有研究表明墨西哥政府培训了100万名妇女，使她们掌握防治儿童腹泻的最基本办法。墨西哥政府还积极组织厂商生产口服补液盐，以满足社会对口服补液盐的巨大需求。仅此一项，短短4年内使墨西哥5岁以下死于腹泻的儿童人数减少了56%。同样成功的事例在我国也有很多，如20世纪50年代，我国开展的规模空前的新法接生宣传运动，每年使数以10万计新生儿免于因感染破伤风而过早夭折，同时使新生儿死亡率下降了60%。

通过儿童健康教育，实现以下总体目标：促进儿童身体、心理、智力和行为全面发育；根据儿童不同阶段认知特点，逐步增加有益刺激，消除不良刺激，促进儿童自我保健意识的建立；提供行为楷模，培养健康行为；建立良好的家庭、学校、社会生活屏障。

一、儿童健康教育的内容

（一）围生期保健教育

围生期保健教育主要围绕“优生”这一主题开展，以父母为主要对象，主要有以下内容。

1.婚前阶段

知晓夫妻最佳婚育年龄；婚前检查的必要性和检查内容；准备结婚生育者按照相关法律条款，享受哪些权利，服从哪些约束；近亲婚配的不良后果。婚育男女之一现患传染病、遗传病、精神病应怎么办？哪些婚育者应进行遗传咨询？

2.孕前阶段

性生活规律和最佳受孕时机；科学受孕知识和早孕发现；通过产前检查减少出生缺陷风险；通过新生儿筛查，尽早发现和治疗先天性代谢异常。

3.孕期

孕期分早、中、晚三阶段：孕早期应杜绝烟酒（包括被动吸烟），不滥用药物，避免感染、放射性和理化污染，防止胎儿畸形；孕中期营养卫生知识；孕晚期注意孕妇自我监护，分娩、哺乳的身心准备，科学胎教方法。

4.产时和产后

配合医护人员顺利分娩；及时调整产后身心状态；尽早开奶和建立母子情感连接；学习新生儿科学护理方法等。

（二）婴幼儿期保健教育

婴幼儿期保健教育主要围绕“优育”，着重传授以下科学育儿知识。

1.营养知识

正确哺喂母乳；制作和添加辅食方法；正确处理断乳期；安排科学膳食制度，平衡营养；预防小儿营养不良和肥胖。

2.计划免疫和防治常见病

预防接种程序、时间、禁忌证、接种反应及处理方法；常见病的症状和防治方法等。

3.生长监测

定期测量小儿体重和身长，描记生长监测图；在监测基础上给予早期刺激，促进婴幼儿感觉、言语和动作发育。

4.养成教育

根据婴幼儿认知特点，循序渐进培养生活习惯。

从新生儿起培养洗澡习惯；3个月起培养排尿习惯；10个月左右训练坐盆大便，定期剪指甲；2岁起训练饭前便后洗手，饭后漱口，早晚刷牙，衣服勤洗勤换；2岁半起学习自己洗手，自己使用和放置洗漱用具；3岁起学习穿脱衣服、收拾玩具、摆放碗筷餐具等；在幼儿园里和小朋友友爱相处、互相帮助。

（三）儿童期保健教育

儿童期保健教育主要围绕“优教”进行。世界卫生组织在世界卫生日提出了10项儿童基本健康信息，对有关儿童期保健教育的内容做了全面概括。

1.了解自己

知道自己的身体是怎样成长的。

2.保持身体清洁

经常洗澡、换衣服、剪指甲；每天洗脸、洗脚、洗屁股，早晚各1次刷牙，饭后漱口，饭前便后洗手，女孩要学会由前向后擦屁股。

3.注意营养

吃的东西种类要尽量多，不偏食，不挑食，少吃零食，睡觉前不吃糖，多喝水，多吃蔬菜和水果，口味不要太咸。

4.玩耍时注意安全

注意交通安全，不玩火，不乱摸乱动电器，不在河湖池塘边玩水。

5.从交朋友开始，逐步学会正确的社交方法

喜欢同小朋友一起玩游戏，尊重老人，听家长和教师的话。

6.保持环境整洁

不随地吐痰，不随地大小便，不摇小树，不摘公园里的花草，不乱扔果皮、纸屑，自己的玩具用完放回原处，吃饭时桌面和衣服要保持清洁。

7.学会说“不”

如果有人叫你做不该做的或你认为不好的事，坚决说“不”。

8.不玩药物

只服用父母、家长、教师和医生给你的药物，不玩没见过的药物，更不能去尝。

9.打预防针

听医生的话，打预防针可避免得大病。打针时互相比一比谁最勇敢，谁最听话。

10.不舒服怎么办

如果身体不舒服，或者感觉和平时不一样，要马上告诉家长和老师。还要关心小朋友，照顾生病或生活不方便的小朋友。

（四）青春期健康教育

青春期是从儿童发育到成人的一段过渡时期。女孩9～10岁、男孩11～12岁即开始青春期发育。伴随着发育，常出现各种困惑心理、紧张躁动心理、探究心理、独立倾向等，容易在外界不良诱惑下产生不良行为。所以对青春期儿童应围绕性知识宣教，开展青春期健康教育。

1.性知识传播

男、女生殖器官的解剖特点；男、女第二性征发育。女孩为什么来月经？男孩为什么会遗精？如何正确处理和对待？

2.青春期卫生保健措施

月经期的保健措施；处理痛经的正确方法；怎样保护乳房；束胸、束腰、过早穿高跟鞋的危害；怎样处理频繁遗精问题；怎样正确对待手淫；治疗青春痘（痤疮）的正确方法。

3.防止青春期的不良行为倾向

性紧张，如频繁遗精和手淫；情绪问题，如焦虑、抑郁、自杀倾向；社会品行问题，如暴力、斗殴、出走；危害健康的行为，如吸烟、酗酒、滥用药物等。

二、儿童健康教育的策略

儿童健康教育年龄跨度大，各年龄段有不同重点内容；对象广泛，除儿童本身外，还包括家长、教师、保育员和社会工作者。儿童健康教育需遵循以下基本策略。

（一）有针对性地选择主要教育对象

婴儿没有主动认知能力，教育对象主要是家长；幼儿认知能力尚不成熟，教育应以家长为主，幼儿为辅；学前期儿童开始集体生活，教育对象上应家长、幼儿园教师和儿童并重；儿童入学后生活上仍靠家长照料，教师则取代家长成为向儿童传授知识的主角，此时，健康教育的主体对象应是学生和教师，但仍应向家长和其他成人提供健康信息，帮助他们建立学校-家庭-社会三联屏障，促进儿童健康成长。

（二）有针对性地选择主要教育形式

儿童随年龄增大，生活环境不断变化，教育形式应灵活变换。婴幼儿以散居方式生活在家庭内，应重视通过大众媒体传播健康知识和信息。与此同时，通过"新婚学校""父母课堂"等形式，面对面地传授教育技巧，促进交流也很重要。对入学前后的儿童，内容要求活泼多样，但形式不同：学龄前期通过游戏潜移默化进行；学龄期则通过正规学习理性地获取知识技能。对于小学生，随年龄增长教育形式也应相应变化。如到高年级时，女孩有的来月经，有的还未开始发育，可分男女、分是否发育，以小组方式灵活进行。

（三）针对不同儿童群体，开展有特色的教育

在人群知识层次普遍较高的城市社区进行健康教育，要特别注重信息传播的双向性。可选择一些有实际育儿经验的家长现身说法，回答其他家长提问，教育工作者在旁做适时引导，效果比单纯上课更好。

农村经济文化水平普遍较低，不具备用现代手段实施健康教育的条件；农民受传统习俗的影响大，主动参与意识较弱；农村儿童的行为模仿占行为学习中的比重较大。因此，在农村进行健康教育宜采取的策略是：加强行政干预，鼓励多部门配合；结合农闲、庙会、集市、夜校等开展

健康教育;充分利用传统媒介进行宣教。教育要结合典型事例,深入浅出,内容要群众喜闻乐见。

肢体、视听、智力残疾儿童,离异和单亲儿童,弃儿、受虐儿童等都是儿童健康教育中不应忽视的特殊群体。针对其身心发育障碍、不良环境,宜采用的教育策略是尊重他们的人格,保护其生存权,将教育和帮困活动相结合;教育内容要具体,每次传播一种卫生知识、改正一种行为缺点、鼓励一个微小进步,做到循序渐进,先易后难;重视心理卫生;给他们以爱心和呵护,对其实际困难应理解和宽容;努力体现个性化原则,多进行"一对一"方式的宣教。

对于少数民族儿童,健康教育应因地制宜,采取灵活方式。尊重民族风俗习惯,重视具有民族特色的教育方式,如新生儿沐浴等;利用民族节日,以喜闻乐见的方式开展教育活动;对季节性强的疾病,健康教育要有针对性和实用性;制作民族文字传播材料,组织"乌兰牧骑"式的文艺宣传队,举行流动小型展览示教,采用画面为主、文字为辅的直观教学。

(四)创造各种有利的环境因素

组织儿童健康教育活动时,应充分利用其环境中的所有有利因素。

1.动员全社会参与

在政府支持下动员全社会参与,充分发动工青妇等社会团体,医院、妇幼保健机构、家庭和学校密切配合,发挥各自特长,互有分工,步调一致;对不利环境因素,如虐待儿童、家庭暴力、校园暴力、不良师生关系等积极干预,为儿童健康成长提供一个安全、可靠的社会屏障。

2.提高家庭教育水平

通过各种方式普及优生、优育、优教科学知识,推广适宜育儿技术,增强家长的使命感和责任感。要让家长懂得除了让孩子吃饱穿好外,还应提供情感、认识、社会交往和教育上的充分支持。发挥家长的表率作用,使他们通过言谈、行为举止、健康观念和卫生习惯,对儿童起潜移默化影响。母亲在家庭中的地位、角色使其在取得儿童信赖方面具有权威性,母亲在家庭健康教育中发挥不可替代的作用。要让母亲学会尊重儿童的合理意愿,和他们建立朋友式的对等关系。为家庭提供保健服务的医生也起重要作用。有学者将他们的作用分成5个层次:①家长只注重儿童物质需要,医生只诊治疾病,彼此间不交流。②家长与医生交流,意识到生活中的各种紧张事件对儿童身心的不良影响,但不知如何解决。③医生提供医疗服务时考虑到家庭的作用,发现各种不良影响因素,鼓励家长妥善处理。④医生针对问题进行干预,使不良环境得以改善。⑤医生深入家庭,为儿童提供保健服务,同时进行健康宣教。5个层次中一个比一个水平高,其中最高者充分发挥家庭在健康教育方面的作用,是社会医学发展的全新模式。

3.创造良好的社区环境

社区健康教育是初级卫生保健的重要内容,通过社区医疗保健机构,起下列作用。

(1)向当地儿童提供有关预防、医疗、康复、健康教育的综合性卫生保健活动。

(2)构筑社会和家庭间的联系纽带,针对各种危害儿童身心健康的社会、环境和疾病流行因素,通过信息传播和教育手段,实施干预。

(3)通过社区卫生服务,将分散的疾病防治计划、资源和技术转变成综合性卫生行动,充分提高健康教育的实效性。

三、儿童健康教育的方法

进行儿童健康教育，首先要明确接受教育的对象是谁以及他在教育过程中起什么作用。然后根据教育的目的、阶段和长远目标，结合对象的认知发展水平和行为特点，有针对性地选择教育方法。

（一）健康教育的传播者和受传者

儿童健康教育的传播者包括健康教育专业人员和大众传播媒介，它们的职能是收集、加工、制作、发出、处理和反馈儿童保健信息。传播者无论是个人还是机构，都应具备以下基本素质：具有儿童保健知识和工作经验；有传播技巧，有组织管理和公关的能力；爱儿童，善于与儿童交往，了解儿童心理。传播者群体中的“把关人”起核心作用，负责信息的选择、制作和播放质量，决定健康教育过程中传播哪些信息、采取哪些方式、所传信息的深度和广度等。

受传者指通过各种渠道接收保健信息的对象，分两个层次：第一受传者指各年龄儿童，由于认知水平不高，故接收和理解信息的能力有局限。第二受传者是家长、长辈和监护人等，在接受健康教育和指导儿童方面起承上启下的作用。他们决定着健康教育的导向和实施效果，其作用不能低估。

（二）人际传播

人际传播是健康教育最基本的传播途径，传播形式是面对面的、直接的，无须借助媒体。人际传播是教师、医生对儿童进行健康教育常用的方式，也是第二受传者对第一受传者进行养育、呵护、交流的主要方式。尽管现代化传媒手段已有巨大发展和普及，但在儿童健康教育中人际传播仍具有不可替代的作用。面对第一受传者或第二受传者，健康教育传播者都应学会人际传播的工作技巧，以期取得良好的教育效果。

针对第一受传者，应掌握的技巧首先是充分尊重对方。即使对方是幼儿，也要以平等姿态交流，切忌居高临下，以长辈自居。只有在相互平等的基础上通过交流才能了解对方需求，同时使他们受益。

其次，要突出重点，力求简单。每次谈话围绕一个中心话题，涉及内容力求简明。不能指望一次谈话解决几个问题。儿童年龄越小，越要注意从不同角度对一个话题重复多次。对于不易理解的概念更要通过重复加深印象。要给儿童强烈的亲近感，谈话中应自始至终注意对方，特别是那些心不在焉或正在做小动作的儿童，要带有感情，面带微笑，主动握住其小手，使儿童感到亲切，能主动倾听和交流。传播者应仪表端庄，服饰整洁。体态、姿势、仪表、服饰又称为静态体语。传播者要充分利用这种非语言性的传播技巧。过于奇特艳丽的服饰会转移儿童的注意力；衣帽不整、不修边幅，会使儿童疏远和畏惧。应通过及时反馈来调整方法。谈话的过程中要不时停顿，问一问儿童是否听懂、有何问题，也可让他复述重要内容，用他们自己的语言来表达。在人际传播中可经常辅以音响等传播用具来强化教育效果。

针对第二受传者，应掌握的技巧有：①善于劝服。第二受传者多有接受教育强烈的愿望，有丰富生活经验。但是他们中的年长者和文化程度较低者往往已形成固有生活方式，有根深蒂固的传统思想。要让他们接受新知识、新观念，必须有耐心。一旦劝服他们，就等于打开儿童健康教育大门。②权威感和信赖感是劝服成功的基础。传播者要给人以权威感和信赖感，形象、仪态、举止、言行应得当。要尊重对方，平等待人，形成融洽畅通的劝服氛围。③充分利用群众喜闻乐见的传播形式和传播媒介。④教育内容上充分考虑社会背景、文化程度及对儿童的影响程度。⑤事先通过调查了解第二受传者性格、气质、心理特点和认知能力，有针对性地选择教育内容和方法。⑥注意使用第二受传者周围的实例说明问题，首先努力在一两项内容上取得突破，然后逐步启发引导、循序渐进。

（三）大众传播媒介

媒介是传播者与受传者联系的工具，使他们传播和获取信息。大众传播媒介是多种社会传播媒介的综合，覆盖面大，面向全体人群，既具备时效性，能及时迅速地传播各种具有普遍意义的信息，同时有良好的可重复性，便于保存和复制。

1.卫生广播

利用广播进行健康教育具有传播速度快、不受空间限制、不受儿童年龄和文化程度影响等优点。各地广播电台都应定时播放儿童节目。应充分利用这种投资少、见效快的媒体，编写适合儿童的文稿。

2.卫生影视

卫生科教影视作品既有声音又有图像，给儿童以强烈的视、听觉刺激，其真实感和现场感为其他大众传播媒介所不及。影视作品的缺点是制作成本高，周期长；题材和内容（特别是儿童喜爱的动画片）不易满足个体化需求；交流上存在着单向性，即儿童处于被动的收看地位，不能主动参与。

3.卫生画刊和卫生报纸

种类多，发行量大，是我国开展健康教育的主要媒介，特点是受传者（尤其儿童）选择上有绝对主动权：感兴趣的爱不释手，不感兴趣的弃之一旁。因此，适合儿童的画刊和报纸要设计精良，色彩丰富，有感染力。

4.环境艺术

家庭和托幼机构都应为儿童创造有利于身心发展的环境。环境艺术是在该思路下发展迅速的新兴大众传播媒介手段，包括儿童服饰、玩具、生活用具、城市雕塑、花草树木、室内装修、壁画挂图、灯光地板等。这些东西儿童天天在看，天天在用，可在艺术美感作用下，以潜移默化的方式，培养儿童热爱生活、保持健康的意识。

5.照片和展览

照片如实记录生活中的实物、实况。展览将实物、模型、图片、宣传画等编排陈列。通常每张照片只包含一种信息，展览则可一次提供大量信息。如果将儿童健康活动的照片和他们亲手制作的手工和图画进行展览，会使儿童感到亲切、真实，增加参与感、自豪感，促进其健康行为的形成和长久保持。

6.谚语、故事、寓言和民间传统艺术

谚语是世代流传、具有知识性的简单用语。故事（尤其是寓言和神话故事）对儿童有很强的吸引力。谚语朗朗上口，可经常背诵。故事是人为编撰的，但儿童久听不腻，还可学说给别人。儿童都能从中接受潜移默化的教育。民间剪纸、皮影、木偶、独角戏、相声、戏曲、灯会、社火，以及那达慕等民族聚会都是喜闻乐见的民间传统艺术。健康传播者如因人、因地、因时制宜地加以充分利用，也可起到很好的信息传播作用。

（四）参与式健康教育

参与式健康教育的最大优点是，创造一个便于受传者和传播者交流的氛围，使受传者在积极参与中，思维得到启发，自我保健意识得到提高，健康知识牢固掌握，自觉地改变不卫生行为。因为参与式健康教育的内容应针对受传者的认知发展水平和行为特点制定，所以在不同年龄段应有不同的方式和方法。

1.婴幼儿时期

通常采取的方法有大众传播媒介和讨论法。可通过报纸、电视、广播、科普杂志等，向家长传授科学育儿知识。讨论法通常指由传播者根据事先的调查结果设计好中心议题，邀请家长参加。组织者必须具有良好的临场组织和控制能力，善于引导和启发，以便在偏离议题时能把讨论重新拉回到中心议题。在实际工作中多将这两种方法相结合。如可在电视台、电台开辟专题栏目，定期邀请专家讲课，并当场回答现场内外观众提问。在一些群众参与程度较高的场合，如对儿童进行预防接种时，张贴标语、口号、宣传画及举办小型展览等，宣传计划免疫的意义，同时由医生当场解答家长的疑问。还可在定期的儿童体检日举办“家长课堂”“健康儿童评选”，让家长在主动参与过程中接收健康信息。

2.学前时期

常采用模拟法和示范法。模拟法指通过营造一种特定环境，使儿童通过模仿训练（游戏），在实际体验中获取知识技能。例如游戏“小医生看娃娃”，在教师指导下儿童戴上白帽子和口罩，穿上小白大衣，用幼儿园自制的道具为布娃娃诊治疾病。儿童一面模拟教师或小朋友来完成活动内容，一面喃喃自语，从中了解有病看医生的道理。接受体检前，可模拟医院环境，让儿童学会如何配合医护人员，完成量身高、测体重、测视力、分辨颜色、抽血化验等流程。大一些的儿童有一定认知水平，但主动注意时间短、行为目的性不强。故培养一种卫生习惯需反复多次，而且应定期强化。此时采取示范方式，手把手教最为有效。如学习正确刷牙方法，可先由教师现场示范，然后选一名小朋友模仿做，教师在旁提示和讲解，最后全体儿童一起练习，教师个别辅导。在重点学刷牙的一段时间里，教师或家长每天都应和儿童在一起刷牙，反复纠正错误，反复进行强化。

3.学龄阶段

通常可采用演示法和角色扮演法。前者指传播者将实物和教具展示给受传者，同时传授卫生知识。通过演示使儿童获得感性认识。如在口腔卫生知识讲座上，准备一副口腔模型，立体展示牙齿排列及其唇面、腭面、近中面、远中面、颌面及牙根等。儿童再互相看对方口腔相对应的位置，检查一下口腔卫生和龋齿情况。最后由教师总结正确的刷牙方法。演示法有助于儿童加深理解和记忆，记忆内容常终生难忘，取得的健康教育实效常很大。针对集体儿童中普遍存在的问题，如不遵守课堂纪律，可采用角色扮演的方法，编排一个小节目，或设置两三个不同场景，选出几个儿童分别扮演各种角色，让他们体验到实际生活中别人的心态。然后由其他儿童进行评述。可根据这些表演和评述，判断儿童对健康知识和正确行为的掌握程度。

四、儿童健康教育的实施

儿童健康教育是一个由需求调查、提出干预措施、制定规划、实施修改、评价等过程共同组成的系统工程。该过程中的各个环节相互关联,相互制约,缺一不可。

(一)需求调查

需求调查是健康教育的基础步骤,帮助了解教育对象最迫切的健康需求,使教育做到有的放矢。

(二)提出干预措施、制定规划和实施修改

某地在对 5 岁以下儿童腹泻影响因素的调查中发现腹泻的发生与儿童喝生水、饭前便后不洗手等不良卫生习惯有密切关系。由此把健康教育重点放在加强儿童卫生行为的培养方面。这样提出的干预措施往往对症下药,教育效果较好。

在基线调查的基础上,明确应重点进行的干预措施后,可着手制定健康教育规划。规划应包括背景(含本地调查)、计划的必要性、要达到的目的、工作目标、方法、经费预算等基本内容,同时应留有充分余地以便在实施过程中调整修改。

(三)评价

1.什么是评价

评价是根据一定的标准,通过检查考核来确定行为价值的过程。儿童健康教育实施过程中进行的评价,通常包括形成评价、过程评价、效应评价、结果评价和总结评价等 5 个方面。

2.评价的基本原理是比较

用作比较的对象可以是别的人群,可以是一个相对理想的标准,也可以是目标人群自身的基线水平。假设在某幼儿园开展一次防龋齿健康教育。评价时可将项目结束后该幼儿园儿童中能做到早晚都刷牙的百分率和另一个幼儿园的比较,或和该幼儿园在教育前的调查结果比较,也可和该地区口腔卫生状况最好的幼儿园(本地相对理想的标准)比较。这些比较可为准确评价健康教育的效果提供客观依据,找出差异,总结规律,完善管理,提高效率。为保证评价的客观性和准确性,需为各种比较设置一些定性或定量的指标,建立一套科学可行的指标体系,同时规定对各项指标的测量及计算方法。

3.儿童健康教育评价的意义

(1)评价是健康教育计划取得成功的必要保障。通过形成评价可明确目标人群的健康教育需求是什么,针对不同年龄的儿童应采取哪些干预措施。在计划实施中运用过程评价和形成评价,可对项目的实施提供有效的质量控制。

(2)评价为反映教育计划的科学性提供客观依据。儿童健康教育旨在通过干预措施改变儿童的健康相关行为。但是,该过程受许多因素影响,且儿童的健康状况本身也受许多非行为因素影响。只有通过评价才能取得必要的证据,说明本次运用的干预措施对改变健康相关行为真正起到了作用。

(3)评价可向健康教育的决策者施加有效影响。儿童健康教育计划靠决策者来制定。决策者经验再丰富,也需通过不断的评价来改善决策,使之更适合目标人群的特点和需要。所以评价在向决策者提供科学的管理依据，保障计划达到预期目标方面起很大作用。

（4）评价有利于扩大健康教育计划对社区的影响。儿童、家长和其他成人对某个教育项目的效果主要是通过评价过程获得了解的。

（5）评价有助于提高儿童健康教育专业人员的理论水平。通过评价总结成功经验，发现不足进而加以完善，可开阔视野，为改进日后的工作打下基础。

4.形成评价

（1）形成评价的内容。①了解目标人群（包括第一受试者、第二受试者）的各种基本特征，如年龄、性别、认知水平和家庭背景等。②了解目标人群对干预措施的需要，如口腔健康教育前先了解儿童的口腔卫生状况，患龋齿状况、多少，是否养成早晚刷牙的习惯等。③了解有效的信息传播渠道。④在教育过程中进行问卷调查或询问内容时，应事先预调查。⑤通过预调查，了解准备采用的干预措施对目标人群的适用性。⑥在健康教育计划执行之初，针对可能出现的问题和发现的新情况，对计划做适当调整。

（2）形成评价的方法和指标。通常采用查阅文献、回顾资料、本地调查、现场观察、预调查和试点研究等多种方法相互配合，寻找上述内容答案。应综合考虑计划的科学性、政策的支持性、技术的适宜性、群众的可接受性等，组成综合性指标体系。

（3）形成评价的意义。通常运用在健康教育计划制定时和早期执行阶段。目的是评估所制定的计划目的是否明确、指标是否得当、措施是否合理、工作人员是否有完成本计划的能力等。通过形成评价，能最大限度地降低健康教育计划失败的风险，取得最大程度的成效。尽管形成评价不能绝对保证健康教育计划百分之百取得成功，但只要认真实施，就能为计划的高质量完成提供保证。

5.过程评价

（1）过程评价的内容。过程评价从项目执行开始，贯穿整个健康教育计划，主要目的是确认项目活动的数量和质量。

1）评估项目运行情况：如进行幼儿口腔健康教育时，除了健康教育计划的设计者和管理者外，还要有口腔医生、社区志愿者、新闻工作者等非健康教育专业人员具体执行每项活动。故需对以下问题进行评估：①教育干预措施是否适合目标人群，并为他们所接受？②教育干预措施是否按设计的程序、活动类型、时间和频率在进行？干预质量如何？③工作人员的技能、态度、责任心以及相互配合状况。④各种教育信息能否保质保量地传播给儿童及家长？覆盖率？⑤对象是否能积极参与教育活动？如不能，原因是什么？⑥各项记录是否完整？有无完整的信息反馈机制？⑦各种教育服务设施（如展览、咨询）是否得到充分利用？如未能利用，原因是什么？⑧在执行过程中发生的各种生活事件对本项目产生哪些影响等。

2）作为修正计划和方案的依据。如：①哪些干预措施是成功的？哪些失败了？需做哪些调整？②针对社区环境发生的变化，应对计划做哪些相应变更？③是否需对参与计划的人员做充实和调整？是否应进一步提供培训？本类评价和前面提到的形成评价有相似处，但各有侧重，不能相互取代。形成评价用于项目开始前和早期，进行得再完善也不能保证执行过程中不发生变化。过程评价作为其延续，能根据各种变化和群众的要求对健康教育计划和教育干预措施进行修正。这样做的目的不是要推翻原定目标，而是为了使此后的工作更加符合原定目标。

(2)过程评价的实施方法

1)直接观察各项干预活动。如每日早晚两次观察集体儿童刷牙情况。

2)对社区和目标人群进行调查。如随机抽选某社区中的一个幼儿园，在少量而有代表性的人群中进行抽样调查、邀请家长座谈等。

3)定期举行项目工作会议，对进展情况进行阶段评估。

4)追踪了解。内容包括各项活动开展的日期、目的、内容、地点、持续时间、目标人群及参与情况等。通常以记录档案的方式进行。为及时收集各方面信息或定期对项目进行监测评估，最好建立过程追踪系统，定期以会议、文件、电子邮件等方式向领导和协作部门反馈和交流信息，促进整个健康教育计划的顺利开展。

(3)过程评价的指标

1)反映项目所提供的干预活动情况，如活动类型、干预次数、每次活动持续时间等。

2)反映目标人群的参与情况。

3)计算每项干预活动的有效指数。

某种媒介拥有率＝(拥有某种媒介的人数/目标人群总人数)×100%

某干预活动覆盖率＝(接受某干预活动人数/应参加该项活动人数)×100%

某干预活动有效指数(EI)＝某干预活动的暴露率/预期达到的参与百分比

计算出各活动 EI 后，其算术平均数即项目有效指数。

(4)过程评价中的质量控制。包括内部质控和外部质控。内部质控在项目内部完成：①严格掌握好每项活动的评价标准及其操作定义，在计算实效时不得滥竽充数。②培训项目工作人员，使之熟悉有关标准，并以高度的责任心完成过程评价。

外部质控由项目以外的，具备项目评价经验的专家小组进行。专家们先详细了解项目计划，然后对活动内容、安排、干预方法、经费和仪器设备使用等逐项审查，并提出改善意见。该审查可在整个计划实施的早、中、末期各进行 1 次。一般来说，早期审查对保障项目达到预期目标所起的作用最大。

6.效应评价

(1)效应评价的内容。儿童健康教育的目的是促进儿童建立健康行为，摒弃不利于健康的行为。作为其过程的一个部分，效应评价要评估的不仅是这些健康行为，更重要的是要评估健康行为的各种影响因素。所以，效应评价有如下 4 类内容。

1)倾向因素：指儿童及其家长的卫生保健知识、健康价值观、对疾病和自身易感性的态度等。

2)促成因素：指在儿童建立某项健康相关行为时，在卫生服务资源和政策法规方面是否有切实保障。以实行学校午餐制为例，不仅要评估学生对此的支持态度、饮食服务行业能否提供安全卫生和符合营养要求的餐食，还应评估地方政府在法律法规制定、卫生监督体制等方面的支持力度。

3)强化因素：与目标人群关系密切的人(如学生家长)对这些健康相关行为(如学校午餐制)

的态度、能否获得强有力的社会支持、采纳该行为后受试者自身的感受等。

4)健康相关行为的变化:在干预前后(如学校午餐制实行前后)是否发生改变(如营养不良的学生是否减少)、改变的量有多大、不同类型的改变在人群中的分布等。

(2)效应评价的指标。

卫生知识平均得分=(卫生知识达到合格标准人数/受调查者总人数)×100%

卫生知识知晓率(正确率)=(正确回答某项卫生知识的人数/受调查者总人数)×100%

行为流行率=(有某种特定行为者的人数/受调查者总人数)×100%

信念流行率=(有某种特定信念者的人数/受调查者总人数)×100%

行为改变率=(一定时期中改变了某种行为的人/项目开始时有该行为的总人数)×100%

7.结局评价

(1)结局评价的概念。结局评价用于评价由健康教育项目导致的儿童群体健康状况和生活质量的变化。无论要解决的问题是什么,从行为改变到健康状况出现变化需要的时间是长还是短,都要经过一段时间。所以,结局评价常被称为远期效果评价。相对而言,上面提到的效应评价所涉及的行为和影响因素之间通常只间隔较短时间,所以效应评价又称近、中期效果评价。

(2)结局评价的内容和指标。

在反映健康状况方面,主要有4类。①生理指标:如身高、体重、头围、体重指数、血压、血红蛋白、胆固醇等。②心理指标:如智商、情商、社会商、气质,大多用于一级预防性质的儿童健康教育项目。③疾病指标:如发病率、患病率、现患率、体格缺点率等。④死亡指标:如新生儿死亡率、婴儿死亡率、5岁以下儿童死亡率、平均期望寿命等。

在生活质量方面,可用各种量表对一些具有综合反映能力的指数进行测量和评价。其中一些公认的指数有:①人口生命质量指数,由婴儿死亡率、1岁时期望寿命、人群文化普及程度等三方面指标综合而成。②美国社会健康指数,由国民收入增长率、成人就业率、人口文化普及率、平均期望寿命指数、出生率和婴儿死亡率等指标综合而成。③生活满意度指数。④日常生活活动指数。由于要获得健康状况和生活质量的变化结果需经历较长一段时间,所以在评价时应注意把该期间社会、经济、文化和政治状况的变化作为混杂因素加以控制,才能获得切合实际的结论。

8.总结评价

总结评价是在完成形成评价、过程评价、效应评价和结局评价的基础上,通过综合,做出总结。总结评价的主要内容来自效应评价和结局评价包含:①各项活动的完成情况。②对本健康教育活动的成本-效益做出判断。③取得哪些成功的经验。④存在哪些问题,主要由哪些因素造成。⑤本项教育活动为今后进行儿童健康教育计划的决策提供了哪些科学依据。

第二章　呼吸系统疾病

第一节　急性上呼吸道感染

急性上呼吸道感染简称“上感”，俗称“感冒”，是小儿时期最常见的疾病。临床上主要是鼻、鼻咽部黏膜发炎的局部症状及全身感染症状。在婴幼儿时期上呼吸道感染常伴多种并发症，其中最常见的是肺炎。上呼吸道感染可以是一个独立的疾病，亦可是某些呼吸道传染病的早期表现。

一、病因

（一）病原体

包括病毒、细菌、支原体等。90％以上为病毒，常见的病毒有呼吸道合胞病毒、流感病毒、副流感病毒、腺病毒、鼻病毒、柯萨奇病毒、冠状病毒等。病毒感染后亦可继发细菌感染，常见的细菌有溶血性链球菌、肺炎链球菌、流感嗜血杆菌及葡萄球菌等。

（二）小儿免疫和防御因素

由于婴幼儿时期上呼吸道的解剖生理特点和免疫特点，易患呼吸道感染。此外，营养不良、维生素D缺乏性佝偻病、营养性贫血、缺乏锻炼、过敏性体质等可致机体防御能力降低而诱发本病。

（三）环境因素

如居住拥挤、通风不良、空气污染、阳光不足、护理不当及冷暖失宜等，均可使机体抵抗力降低而易发病。

二、临床表现

本病症状轻重不一。临床表现与年龄、病原体及机体抵抗力不同有关，婴幼儿大多较重，常有明显的全身症状，年长儿病情大多较轻，以局部症状为主。

（一）全身症状

大多数患儿常于受凉后1～2天出现发热，体温可高可低，较重患儿可有头痛、畏寒、精神不振、烦躁不安、食欲下降和疲乏无力。部分患儿常有呕吐、腹泻，由于突然高热，婴幼儿甚至可发生惊厥。还有少数患儿在发病早期有脐周阵痛，这与发热所致的反射性肠蠕动增强、蛔虫骚动或肠系膜淋巴结炎有关，应注意与急腹症相鉴别。

（二）局部症状及体征

主要为鼻咽部症状，如流涕、鼻塞、打喷嚏、流泪、咽部不适或疼痛、咳嗽、声音嘶哑等。新生儿及小婴儿可因鼻塞而张口呼吸或吮乳时哭闹甚至拒乳。体检可见咽部明显充血，扁桃体肿大，下颌下淋巴结肿大、触痛等。肺部呼吸音正常或粗糙。肠道病毒所致者，常伴有不同形态皮疹。

病程一般 3～5 天，如体温持续不退或病情加重，应考虑并发症的可能。

（三）两种特殊类型的上感

1.疱疹性咽峡炎

病原体为柯萨奇 A 组病毒，多发于夏秋季节。临床特点：起病急，突然高热、咽痛、流涎，重者影响吞咽，可伴有头痛、腹痛及呕吐。体检可见咽部充血，腭咽弓、悬雍垂、软腭等处数个至十数个 2～4 mm 大小的疱疹，其周围有红晕，破溃后形成黄白色小溃疡，病程 1 周左右。

2.急性咽-结合膜热

病原体为腺病毒 3 型、7 型，多发于春夏季，可呈小流行。临床特点为发热、咽炎和眼结膜炎同时存在，颈部、耳后淋巴结肿大。病程 1 周左右。

三、实验室检查

病毒感染一般白细胞总数偏低或在正常范围内，细菌感染则白细胞总数大多增高，但严重病例也可降低。

四、并发症

婴幼儿患上感后若治疗不及时，患儿体质弱，可引起许多并发症，易继发细菌感染。上呼吸道炎症向邻近器官蔓延，引起中耳炎、鼻旁窦炎、咽炎、喉炎、泪囊炎、咽后壁脓肿、扁桃体周围脓肿及颈淋巴结炎等；如炎症向下发展，可引起支气管炎及肺炎等；严重时感染通过血行播散引起败血症致各种化脓性病灶。某些病毒（如柯萨奇病毒）感染所致上感亦可并发心肌炎、脑膜脑炎。年长儿患链球菌性上感后可引起急性肾炎、风湿热等疾病。

五、诊断及鉴别诊断

根据临床表现一般病例诊断不难，但需注意，凡在上感治疗过程中全身中毒症状重、病程长、体温持续不退或热退后又复上升，均应警惕上述并发症发生之可能。同时还需与下列疾病相鉴别。

（一）流行性感冒

为流感病毒、副流感病毒所致。有明显流行病史，全身症状重，如高热、头痛、全身关节及肌肉明显酸痛、全身无力等。

（二）急性传染病早期

上感常为各种急性传染病的前驱症状，如麻疹、幼儿急疹、百日咳、流行性脑脊髓膜炎、脊髓灰质炎、猩红热等的早期，均可表现为上感症状。应详细询问病史，密切观察病情，并应结合当地流行病学史、临床表现和实验室检查进行综合分析，做出正确诊断。

（三）急性阑尾炎

上感并发肠系膜淋巴结炎时应与急性阑尾炎进行鉴别，后者腹痛常先于发热，腹痛部位以右下腹为主，呈持续性，有固定的压痛点、反跳痛及腹肌紧张等。血白细胞及中性粒细胞明显增高。

反复呼吸道感染诊断标准如下。上呼吸道感染：0～2 岁，每年 7 次；3～5 岁，每年 6 次；6～12 岁，每年 5 次。下呼吸道感染：0～2 岁，每年 3 次；3.5 岁，每年 2 次；6～12 岁，每年 2 次。

六、预防

丙种球蛋白能有效地降低上感发病率，增强抵抗力是预防上感的关键。

(1)加强护理，合理喂养，及时添加辅食等。

(2)积极防治佝偻病、贫血和营养不良等。

(3)平时加强体格锻炼，经常开窗，户外活动，多晒太阳等。

(4)避免发病诱因，如衣服穿得过多或过少、室温过高或过低、气候骤变、环境不清洁以及呼吸道感染高峰期带小儿去拥挤的公共场所等。

(5)药物预防：左旋咪唑 2.5 mg/(kg · d)，分 2 次口服，1 周服 2 天或 2 周服 3 天，3 个月为 1 个疗程。中药黄芪每日 6～9 g，连服 2～3 个月。均可提高机体细胞免疫功能，减少发病次数。

七、治疗

（一）一般治疗

患儿应注意休息、多饮水，给予易消化的食物，注意呼吸道隔离，预防并发症。

（二）对症治疗

1.退热

对于高热，特别是有高热惊厥的小儿应积极降温。常用物理降温，如酒精擦浴、头部冷敷、冷盐水灌肠，亦可使用对乙酰氨基酚每次 10～15 mg/kg。

2.止咳化痰

一般不用镇咳剂以免影响排痰，常用的有小儿止咳糖浆、复方甘草合剂、枇杷露等。

3.镇静止惊

对高热伴有烦躁不安者给退热药同时给镇静剂。一般常用苯巴比妥钠每次 2～3 mg/kg，口服；异丙嗪每次 0.5～1 mg/kg，口服；地西泮每次 0.1～0.3 mg/kg，口服。

4.抗病毒治疗

常用的抗病毒药物有：双嘧达莫，每日 3～5 mg/kg；利巴韦林，每日 10～15 mg/kg。疗程为 3～5 天。

5.抗生素

上呼吸道感染大多为病毒引起，原则上不用抗生素，如病情较重、年龄小、有细菌继发感染或并发症时，应使用抗生素。若证实为溶血性链球菌感染或既往有风湿热、肾炎病史者，青霉素疗程应为 10～14 天。

6.局部治疗

0.5%新霉素-麻黄素液或1%利巴韦林液滴鼻,每日2～3次,咽痛者可含服咽喉片;病毒性眼结膜炎者可用0.1%阿昔洛韦液滴眼,每1～2 h一次。

7.中药

可用板蓝根颗粒剂、银翘片或羚羊感冒片等。

第二节 扁桃体炎

一、急性扁桃体炎

急性扁桃体炎是上呼吸道感染的一部分,为腭扁桃体的急性非特异性炎症,往往伴有程度与范围不一的急性咽炎。临床特征为急起咽喉疼痛、发热、扁桃体红肿或有脓点。1岁以下发病甚少,4岁以上发病率较高。临床将其分为充血性和化脓性2类,前者多系病毒感染,后者的主要致病菌为乙型溶血性链球菌,其次为葡萄球菌和肺炎链球菌,细菌与病毒混合感染亦不少见。

(一)诊断要点

1.临床表现

(1)急性充血性扁桃体炎:患儿有发热及轻度咳嗽、流涕,可见咽部扁桃体充血、扁桃体黏膜及其表浅组织有少量白色分泌物,由病毒感染所致。

(2)急性化脓性扁桃体炎:起病急,高热,体温常在39～40℃。婴幼儿可有高热惊厥、倦怠、乏力等。年长儿有喉燥、咽痛,吞咽时疼痛加剧,常伴恶心、呕吐,故进食或说话困难。

2.局部检查

咽部充血,单侧或双侧扁桃体红肿,表面可有白色脓点或隐窝口有灰白色脓性分泌物。常扪及颌下或颈部淋巴结肿大,并有压痛。

3.实验室检查

血常规常显示白细胞总数及中性粒细胞增高。脓涂片和痰培养可见病原菌。

4.并发症

感染较重的急性扁桃体炎,有并发风湿热、心脏病及肾炎的可能,一般于急性炎症数周后发生。

(二)鉴别诊断

1.咽白喉

起病缓慢,有精神萎靡、面色苍白、低热等中毒症状。咽部灰白色假膜常超越扁桃体表面,不易拭去,强剥易出血。涂片可找到白喉棒状杆菌,白细胞一般无变化。

2.猩红热

咽部表现与急性扁桃体炎类似,伴全身红色细小皮疹、杨梅舌等。

3.单核细胞增多症性咽峡炎

咽部表现及全身症状与扁桃体炎类似，伴全身淋巴结多发性肿大，肝脾肿大，有时出现皮疹。血液化验显示异常淋巴细胞及单核细胞增多，可占10%以上。血清嗜异性凝集试验阳性。

4.樊尚咽峡炎

多为单侧咽痛，一侧扁桃体覆有灰色或黄色假膜，拭去后下面有溃疡，牙龈常见类似病变。全身症状较轻。涂片可找到梭形杆菌及奋森螺旋菌。

(三)治疗

1.一般治疗

卧床休息，多饮水，进易消化、富含营养的食物，多吃水果，保持大便通畅。

2.对症治疗

高热时适当使用退热剂，持续高热且进食很少者，应配合输液等支持疗法。

3.局部处理

以3%硼酸溶液或1∶5 000呋喃西林溶液含漱，每日数次。或含化溶菌酶、西瓜霜含片等。

4.抗生素治疗

化脓性扁桃体炎首选青霉素，10万～20万U/(kg·d)，先静滴，然后改肌注或口服，持续1～2周。亦可用头孢菌素类，或红霉素等，不必联用，可交替使用。若治疗2～3日，病情无好转，应考虑病毒感染或其他细菌感染，而改用抗生素。

二、慢性扁桃体炎

慢性扁桃体炎多由急性扁桃体炎反复发作或隐窝引流不畅，窝内细菌、病毒滋生感染而成。患急性传染病，如猩红热、流感、白喉、麻疹等后亦可引起慢性病变。常见病原菌为乙型溶血性链球菌、葡萄球菌和肺炎链球菌。儿童发生率高。

(一)诊断要点

1.临床表现

有急性扁桃体炎反复发作病史，1年4次以上。急性发作时有发热、咽痛、刺激性咳嗽等。间歇期稍感咽部不适、异物感等。扁桃体肿大较甚者，可伴有睡眠时打鼾。

2.局部检查

可见扁桃体及前、后腭弓慢性充血，扁桃体表面常可见白色条纹状瘢痕。隐窝口可见黄白色脓栓，或于挤压扁桃体外上方时有干酪样分泌物从隐窝口溢出。双侧扁桃体Ⅰ～Ⅲ度肿大，多数可见颌下淋巴结肿大。

3.并发症

慢性扁桃体炎一般不伴明显的全身症状。某些病例，由于受细菌和病毒的影响，可并发风湿热、风湿性心脏病、关节炎、肾炎等病症，每次扁桃体炎急性发作，上述疾病的症状、体征也见加重。出现这种现象时多考虑扁桃体是上述疾病的病灶。

4.实验室检查

发作期间血白细胞计数、分类大部分升高，核左移。扁桃体脓点分泌物涂片找病原体可提供诊断。

（二）鉴别诊断

1.扁桃体角化症

扁桃体表面有黄白色角化物质散在，角化物质硬，不易去除，有时舌扁桃体上也有类似病变。

2.恶性肿瘤

多为一侧扁桃体迅速肿大或有溃疡。病检可确诊。

（三）治疗

1.一般治疗

加强锻炼，增强体质，避免呼吸道感染，减少本病的急性发作。

2.局部治疗

复方硼砂液含漱；含服各种喉片；咽部超声雾化治疗，选用抗生素或加入类固醇激素溶液；冲洗扁桃体隐窝等。

3.手术治疗

儿童多采用快速扁桃体挤切术。且一般5岁前不做手术。该手术主要适用于以下情况。

（1）扁桃体炎急性发作频繁、经久未愈；

（2）扁桃体过分肥大而影响呼吸、吞咽；

（3）并发心、肾、关节疾病；

（4）常引起中耳炎、颈淋巴结炎或长期不明原因低热者，待炎症消退后行扁桃体摘除术。

4.激光、冷冻及微波治疗

对有手术适应证，但全身健康状况不允许手术者，可选用激光、冷冻或微波疗法，以达根治目的。

第三节　急性感染性喉炎

急性感染性喉炎是喉黏膜急性弥漫性炎症。临床上以犬吠样咳嗽、声嘶、喉鸣、吸气性呼吸困难为特征。可发生于任何季节，以冬春季为多。多见于5岁以下，尤其是婴幼儿，新生儿罕见。

一、病因

引起上感的病毒、细菌均可引起急性喉炎。常见的病毒为副流感病毒、流感病毒和腺病毒；常见的细菌为金黄色葡萄球菌、链球菌和肺炎链球菌。患麻疹、百日咳、猩红热、流感、白喉等急性传染病时，也容易并发急性喉炎。由于小儿喉腔狭窄，喉软骨柔软，黏膜下淋巴组织丰富，组织疏松，炎症时易水肿、充血，发生喉梗阻。所以，小儿急性喉炎的病情比成人严重。

二、临床表现

起病急、症状重。患儿可有发热、头痛等上感的全身症状，但多不突出。主要表现有声嘶、咳嗽、喉鸣、吸气性呼吸困难，其特征是犬吠样咳嗽，呈“空、空”的咳声。喉镜检查可见喉黏膜充血、肿胀，尤以声门下区红肿明显，喉腔狭窄，喉黏膜表面可有脓性或黏液性分泌物附着。一般白天症状较轻，夜间入睡后由于喉部肌肉松弛，分泌物阻塞，症状加重，可出现吸气性喉鸣和吸气性呼吸困难、发憋，甚至出现喉梗阻，严重者可窒息死亡。

喉梗阻按吸气性呼吸困难的轻重，临床上分为 4 度。Ⅰ度：安静时无症状，仅活动后吸气性喉鸣、呼吸困难，肺呼吸音清晰，心率无改变。Ⅱ度：安静时也有吸气性喉鸣和呼吸困难，轻度三凹征。不影响睡眠和进食，肺部听诊可闻及喉传导音或病理性呼吸音，心率增快。无明显缺氧的表现。Ⅲ度：除上述呼吸梗阻症状进一步加重外，患儿因缺氧而出现烦躁不安，口唇、指趾发绀，头面出汗、惊恐面容。听诊呼吸音明显减低，心音低钝，心率快。Ⅳ度：患儿渐显衰竭、昏睡状态，由于呼吸无力，三凹征可不明显，面色苍白或发灰，肺部听诊呼吸音几乎消失，仅有气管传导音，心音低钝，心律不齐，如不及时抢救可因严重缺氧和心力衰竭而死亡。

三、诊断和鉴别诊断

根据急起的犬吠样咳嗽、声嘶、吸气性喉鸣和吸气性呼吸困难、昼轻夜重等可做出诊断。但需和急性喉痉挛、白喉、呼吸道异物等其他原因引起的喉梗阻鉴别。

四、治疗

（一）保持呼吸道通畅

清除口咽部分泌物，防止缺氧，必要时，可用麻黄素以及肾上腺素超声雾化吸入，有利于黏膜水肿消退。

（二）积极控制感染

由于病情进展快，难以判断感染系病毒或细菌引起，因此，宜选用足量抗生素治疗。常用者为青霉素类、头孢菌素类以及大环内酯类。

（三）肾上腺素

因其非特异性的抗感染、抗过敏作用，能较快减轻喉头水肿，缓解喉梗阻。应与抗生素同时应用。常用泼尼松每天 1～2 mg/kg，分次口服。严重者可用地塞米松或氢化可的松注射。激素应用时间不宜过长，一般 2～3 天即可。

（四）对症治疗

缺氧者给予氧气吸入；烦躁不安者可应用镇静剂，异丙嗪有镇静和减轻喉头水肿的作用，而氯丙嗪可使喉头肌肉松弛，加重呼吸困难，不宜使用；痰多者可止咳祛痰，严重时直接喉镜吸痰。

（五）气管切开

经上述处理，病情不见缓解，缺氧进一步加重，或Ⅲ度以上的喉梗阻，应及时气管切开，以挽救生命。

第四节　急性支气管炎

急性支气管炎为儿科常见病，常继发于上呼吸道感染之后，也为肺炎的早期表现。气管常同时受累，故诊断应为急性气管、支气管炎。是某些急性传染病如麻疹、百日咳、白喉等的常见并发症。

一、病因

病原体多为病毒、细菌，临床多见为细菌和病毒混合感染。凡能引起上呼吸道感染的病原体均可引起支气管炎。

二、临床表现

起病可急可缓。发病早期常有上呼吸道症状，最常见的症状是发热、咳嗽。体温多波动在38.5℃左右，可持续3～5天。咳嗽初为干咳，以后随分泌物增多而出现咳痰，初期为白色黏痰，随着病情进展渐转成脓痰。婴幼儿晨起时或兴奋时咳嗽加剧，偶有百日咳样阵咳。全身症状表现为精神不振、食欲低下、呼吸急促、呕吐、腹泻等，年长儿全身症状较轻，但可有头痛、乏力、咽部不适、胸痛等。

体征可有咽部充血。肺部听诊早期为呼吸音粗糙，随病情进展可闻及散在干啰音及粗湿啰音，但啰音的部位多不固定，随着咳嗽及体位改变啰音可减少或消失。

婴幼儿时期有一种特殊类型的支气管炎，称为哮喘性支气管炎，是指婴幼儿时期有哮喘表现的支气管炎。多发生在2岁以下，体质虚胖以及有湿疹或过敏史的小儿。患儿除有急性支气管炎临床表现外，往往伴有哮喘症状及体征，如呼气性呼吸困难，三凹征阳性，口唇发绀，双肺可闻哮鸣音及少量湿啰音，以哮鸣音为主，肺部叩诊呈鼓音。本病有反复发作倾向，每次发作症状、体征类同，但一般随年龄增长而发作减少，仅有少数至年长后发展为支气管哮喘。

三、辅助检查

胸片显示正常，或者肺纹理增粗，肺门阴影增深。病毒感染者周围血白细胞总数正常或偏低，细菌感染或混合感染者周围血白细胞总数及中性粒细胞均可增高。

四、诊断与鉴别诊断

根据临床症状与体征主要为发热、咳嗽及肺部不固定粗的干、湿啰音，诊断不难。婴幼儿急性支气管炎病情较重时与肺炎早期不易鉴别，应按肺炎处理。哮喘性支气管炎应与支气管哮喘鉴别，后者多见于年长儿，起病急骤，反复发作，用皮质类固醇等气雾剂可迅速缓解或用肾上腺素皮下注射有效。

五、治疗

（一）一般治疗

治疗方法同上呼吸道感染，需经常改变体位，使呼吸道分泌物易于排出。

（二）控制感染

对考虑为细菌感染或混合感染者可使用抗生素，首选青霉素类抗生素，如青霉素、氨苄西林、阿莫西林；病原菌明确为百日咳杆菌或肺炎支原体、衣原体者选用大环内酯类，如红霉素、罗红霉素、阿奇霉素等。

（三）对症治疗

对频繁干咳者可给镇咳药，而呼吸道分泌物多者一般尽量不用镇咳剂或镇静剂，以免抑制咳嗽反射，影响黏痰咳出。常用止咳祛痰药有复方甘草合剂、急支糖浆、川贝枇杷露等。对痰液黏稠者可行超声雾化吸入（含糜蛋白酶、庆大霉素、利巴韦林、肾上腺素等），亦可用10%氯化铵，每次0.1～0.2 mL/kg口服。对哮喘性支气管炎，可口服氨茶碱，每次2～4 mg/kg，每6 h一次。伴有烦躁不安者可与异丙嗪合用，每次1 mg/kg，每6 h一次。哮喘严重者可口服泼尼松或将氢化可的松（或地塞米松）加入10%葡萄糖溶液中静脉滴注，疗程1～3天。

六、预防

与上呼吸道感染的预防相同。对反复发作者可用气管炎疫苗，在发作间歇期开始注射，每周1次，每次0.1 mL，若无不良反应，以后每次递增0.1 mL，至每次0.5 mL为最大量，10次为1个疗程。效果显著者可再用几个疗程。

第五节　急性毛细支气管炎

急性毛细支气管炎是2岁以下婴幼儿特有的一种呼吸道感染性疾病，尤其以6个月内的婴儿最为多见，是此年龄最常见的一种严重的急性下呼吸道感染。以呼吸急促、三凹征和喘鸣为主要临床表现。主要为病毒感染，50%以上为呼吸道合胞病毒（respiratory syncytial virus，RSV），其他如副流感病毒、腺病毒亦可引起，RSV是本病流行时唯一的病原体。寒冷季节发病率较高，多为散发性，也可成为流行性。发病率男女相似，但男婴重症较多。早产儿、慢性肺疾病及先天性心脏病患儿为高危人群。

一、诊断

（一）表现

1.症状

症状包括：①2岁以内婴幼儿，急性发病。②上呼吸道感染后2～3天出现持续性干咳和发作性喘憋，咳嗽和喘憋同时发生，症状轻重不等。③无热、低热、中度发热，少见高热。

2.体征

体征包括:①呼吸浅快,60～80 次/分,甚至 100 次/分以上;脉搏快而细,常达 160～200 次/分。②鼻扇明显,有三凹征。重症者面色苍白或发绀。③胸廓饱满呈桶状胸,叩诊过清音,听诊呼气相呼吸音延长,呼气性喘鸣。毛细支气管梗阻严重时,呼吸音明显减低或消失,喘憋稍缓解时,可闻及弥漫性中、细湿啰音。④因肺气肿的存在,肝脾被推向下方,肋缘下可触及,合并心力衰竭时肝脏可进行性增大。⑤因不显性失水量增加和液体摄入量不足,部分患儿可出现脱水症状。

(二)辅助检查

1.胸部 X 线检查

可见不同程度的梗阻性肺气肿(肺野清晰,透亮度增加),1/3 的患儿有肺纹理增粗及散在的小点片状实变影(肺不张或肺泡炎症)。

2.病原学检查

可取鼻咽部洗液做病毒分离检查、呼吸道病毒抗原的特异性快速诊断、呼吸道合胞病毒感染的血清学诊断,都可为临床诊断提供有力佐证。

二、鉴别诊断

患儿年龄偏小,在发病初期即出现明显的发作性喘憋,体检及 X 线检查在初期即出现明显肺气肿,故与其他急性肺炎较易区别。但本病还需与以下疾病鉴别。

(一)婴幼儿哮喘

婴儿的第一次感染性喘息发作,多数是毛细支气管炎。当喘憋严重时,毛细支气管接近于完全梗阻,呼吸音明显降低,此时湿啰音也不易听到,不应误认为是婴幼儿哮喘发作。如有反复多次喘息发作,亲属有变态反应史,则有婴幼儿哮喘的可能。婴幼儿哮喘一般不发热,表现为突发突止的喘憋,可闻及大量哮鸣音,支气管扩张药及皮下注射小剂量肾上腺素效果明显。

(二)喘息性支气管炎

多见于 1～3 岁幼儿,常继发于上呼吸道感染之后,多为低至中度发热,肺部可闻及较多不固定的中等湿啰音、喘鸣音。病情多不重,呼吸困难,缺氧不明显。

(三)血行播散型肺结核

有时呈发作性喘憋,发绀明显,多无啰音。有结核接触史或家庭病史,有结核中毒症状,结核菌素(PPD)试验阳性,可与急性毛细支气管炎鉴别。

(四)可发生喘憋的其他疾病

如百日咳、充血性心力衰竭、心内膜弹力纤维增生症、吸入异物等。

(1)因肺脏过度充气,肝脏被推向下方,可在肋缘下触及,且患儿的心率与呼吸频率均较快,应与充血性心力衰竭鉴别。

(2)急性毛细支气管炎一般多以上呼吸道感染症状开始,此点可与充血性心力衰竭、心内膜弹力纤维增生症、吸入异物等鉴别。

(3)百日咳为百日咳鲍特菌引起的急性呼吸道传染病。人群对百日咳普遍易感。目前我国百日咳疫苗为计划免疫接种,发病率明显下降。百日咳典型表现为阵发、痉挛性咳嗽,痉挛性咳嗽后伴1次深长吸气，发出特殊的高调鸡啼样吸气性吼声，俗称“回勾”。咳嗽一般持续2～6周。发病早期外周血白细胞计数增高，以淋巴细胞为主。采用鼻咽拭子法培养阳性率较高，第1周可达90%。百日咳发生喘憋时需与急性毛细支气管炎鉴别，典型的痉挛性咳嗽、鸡啼样吸气性吼声、白细胞计数增高以淋巴细胞为主、细菌培养百日咳鲍特菌阳性可鉴别。

三、治疗

该病最危险的时期是咳嗽及呼吸困难发生后的48～72 h。主要死因是过长的呼吸暂停、严重的失代偿性呼吸性酸中毒、严重脱水。病死率为1%～3%。

(一)对症治疗

吸氧、补液、湿化气道、镇静、控制喘憋。

(二)抗生素

考虑有继发细菌感染时，应想到金黄色葡萄球菌、大肠杆菌或其他院内感染病菌的可能。对继发细菌感染的重症患儿，应根据细菌培养结果选用敏感抗生素。

(三)并发症的治疗

及时发现和处理代谢性酸中毒、呼吸性酸中毒、心力衰竭及呼吸衰竭。并发心力衰竭时应及时采用快速洋地黄药物，如毛花苷C。对疑似心力衰竭的患儿，也可及早试用洋地黄药物，观察病情变化。

(1)监测心电图、呼吸和血氧饱和度。通过监测及时发现低氧血症、呼吸暂停及呼吸衰竭的发生。一般吸入氧气浓度在40%以上即可纠正大多数低氧血症。当患儿出现吸气时呼吸音消失、严重三凹征、吸入氧气浓度在40%仍有发绀、对刺激反应减弱或消失、血二氧化碳分压升高，应考虑做辅助通气治疗。病情较重的小婴儿可有代谢性酸中毒，需做血气分析。1/10的患者有呼吸性酸中毒。

(2)毛细支气管炎患儿因缺氧、烦躁而导致呼吸、心跳增快，需特别注意观察肝脏有无短期内进行性增大，从而判断有无心力衰竭的发生。小婴儿和有先天性心脏病的患儿发生心力衰竭的机会较多。

(3)过度换气及液体摄入量不足的患儿要考虑脱水的可能。观察患儿哭时有无眼泪、皮肤及口唇黏膜是否干燥、皮肤弹性及尿量多少等，以判断脱水程度。

(四)抗病毒治疗

1.利巴韦林

常用剂量为每日10～15 mg/kg，分3～4次。利巴韦林是于1972年首次合成的核苷类广谱抗病毒药，最初的研究认为，它在体外有抗RSV作用，但进一步的试验却未能得到证实。目前美国儿科协会不再推荐常规应用这种药物，但强调对某些高危、病情严重患儿可以用利巴韦林治疗。

2.中药双黄连

双黄连雾化吸入治疗RSV引起的下呼吸道感染是安全有效的。

(五)呼吸道合胞病毒(RSV)特异治疗

1.静脉用呼吸道合胞病毒免疫球蛋白(RSV-IVIG)

在治疗RSV感染时，RSV-IVIG有两种用法：①一次性静滴RSV-IVIG 1 500 mg/kg。

②吸入疗法，只在住院第1天给予RSV-IVIG制剂吸入，共2次，每次50 mg/kg，20 min，间隔30～60 min。两种用法均能有效改善临床症状，明显降低鼻咽分泌物中的病毒含量。

2.RSV单克隆抗体

用法为每月肌注1次，每次15 mg/kg，用于整个RSV感染季节，在RSV感染开始的季节提前应用效果更佳。

（六）支气管扩张药及糖皮质激素

1.支气管扩张药

过去认为支气管扩张药对毛细支气管炎无效，目前多数学者认为，用β受体兴奋药治疗毛细支气管炎有一定的效果。综合多个研究表明，肾上腺素为支气管扩张药中的首选药。

2.糖皮质激素

对糖皮质激素治疗急性毛细支气管炎的争议仍然存在，目前尚无定论。但有研究表明，糖皮质激素对毛细支气管炎的复发有一定的抑制作用。

四、疗效分析

1.病程

一般为5～15天。恰当的治疗可缩短病程。

2.病情加重

如果经过合理治疗病情无明显缓解，应考虑以下方面：①有无并发症出现，如合并心力衰竭者病程可延长。②有无先天性免疫缺陷或使用免疫抑制剂。③小婴儿是否输液过多，加重喘憋症状。

五、预后

预后大多良好。婴儿期患毛细支气管炎的患儿在病后半年内易反复咳喘，随访2～7年有20％～50％发生哮喘。其危险因素为过敏体质、哮喘家族史、先天小气道等。

第六节　支气管哮喘

支气管哮喘是一种由嗜酸性粒细胞、肥大细胞、T细胞等多种炎性细胞参与的气道慢性炎症性疾病，患者气道具有对各种激发因子刺激的高反应性。临床以反复发作性喘息、呼吸困难、胸闷或咳嗽为特点。常在夜间和（或）清晨发作或加剧，多数患者可自行缓解或治疗后缓解。

一、病因

（一）遗传因素

遗传过敏体质（特异反应性体质、Atopy-特应质）与本病的形成关系很大，多数患儿有婴儿湿疹、过敏性鼻炎和（或）食物（药物）过敏史。本病多数属于多基因遗传病，遗传度70％～80％，家族成员中气道的高反应性普遍存在，双亲均有遗传基因者哮喘患病率明显增高。国内报道约 20%的哮喘患儿家族中有哮喘患者。

（二）环境因素

1.感染

最常见的是呼吸道感染。其中主要是病毒感染，如呼吸道合胞病毒、腺病毒、副流感病毒等，此外支原体、衣原体以及细菌感染都可引起。

2.吸入过敏原

如灰尘、花粉、尘螨、烟雾、真菌、宠物、蟑螂等。

3.食入过敏原

主要是摄入异类蛋白质，如牛乳、鸡蛋、鱼、虾等。

4.气候变化

气温突然下降或气压降低，刺激呼吸道，可激发哮喘。

5.运动

运动性哮喘多见于学龄儿童，运动后突然发病，持续时间较短。病因尚未完全明了。

6.情绪因素

情绪过于激动，如大笑、大哭引起深吸气，过度吸入冷而干燥的空气可激发哮喘。另外情绪紧张时也可通过神经因素激发哮喘。

7.药物

如，阿司匹林可诱发儿童哮喘。

二、发病机制

20 世纪 70 年代和 20 世纪 80 年代初的“痉挛学说”认为支气管平滑肌痉挛导致气道狭窄是引起哮喘的唯一原因，因而治疗的宗旨是解除支气管痉挛。20 世纪 80 年代和 20 世纪 90 年代初的“炎症学说”认为哮喘发作的重要机制是炎性细胞浸润，炎性介质引起黏膜水肿，腺体分泌亢进，气道阻塞。因此，在治疗时除强调解除支气管平滑肌痉挛外，还要针对气道的变应性炎症，应用抗感染药物。这是对发病机制认识的一个重大进展。过敏原进入机体可引发两种类型的哮喘反应。

（一）速发型哮喘反应（immediate asthmatic reaction，IAR）

进入机体的抗原与肥大细胞膜上的特异性 IgE 抗体结合，而后激活肥大细胞内的一系列酶促反应，释放多种介质，引起支气管平滑肌痉挛而发病。患儿接触抗原后 10 min 内产生反应，10～30 min 达高峰，1～3 h 过敏原被机体清除，自行缓解，往往表现为突发突止。

（二）迟发型哮喘反应（late asthmatic reaction，LAR）

过敏原进入机体后引起变应性炎症，嗜酸性粒细胞、中性粒细胞、巨噬细胞等浸润，炎性介质释放，一方面使支气管黏膜上皮细胞受损、脱落，神经末梢暴露；另一方面使肺部的微血管通透性增加，黏液分泌增加，阻塞气道，使呼吸道狭窄，导致哮喘发作。患儿在接触抗原后一般 3 h 发病，数小时达高峰。24 h 后过敏原才能被清除。

此外，无论轻症患者或急性发作的患者，其气道反应性均高，都可有炎症存在，而且这种炎症在急性发作期和无症状的缓解期均存在。

三、临床表现

临床起病可急可缓。婴幼儿常有1～2天的上呼吸道感染表现，年长儿起病较急。发作时患儿主要表现为严重的呼气性呼吸困难，严重时端坐呼吸，患儿焦躁不安，大汗淋漓，可出现发绀。肺部检查可有肺气肿的体征；两肺满布哮鸣音（有时不用听诊器即可听到），呼吸音减低。部分患儿可闻及不同程度的湿啰音，且多在发作好转时出现。

根据年龄及临床特点分为婴幼儿哮喘、儿童哮喘和咳嗽变异性哮喘。

哮喘持续发作超过24 h，经合理使用拟交感神经药物和茶碱类药物，呼吸困难不能缓解者，称为哮喘持续状态。但需要指出，小儿的哮喘持续状态不应过分强调时间，而应以临床症状持续严重为主要依据。

四、辅助检查

（一）血常规

白细胞大多正常，若合并细菌感染可增高，嗜酸性粒细胞增高。

（二）血气分析

一般为轻度低氧血症，严重患者伴有二氧化碳潴留。

（三）肺功能检查

呼气流量峰值（peak expiratory flow，PEF）减低，指肺在最大充满状态下，用力呼气时所产生的最大流速；1 s最大呼气量降低。

（四）过敏原测定

可作为发作诱因的参考。

（五）X线检查

在发作期间可见肺气肿及肺纹理增加。

五、诊断

支气管哮喘可通过详细询问病史做出诊断。不同类型的哮喘诊断条件如下。

（一）婴幼儿哮喘

(1)年龄小于3岁，喘憋发作不低于3次。

(2)发作时双肺闻及以呼气相为主的哮鸣音，呼气相延长。

(3)具有特异性体质，如湿疹、过敏性鼻炎等。

(4)父母有哮喘病等过敏史。

(5)排除其他疾病引起的哮喘。

符合(1)(2)(5)条即可诊断哮喘；如喘息发作2次，并具有(2)(5)条，可疑哮喘或喘息性支气管炎；若同时有(3)和（或）(4)条者，给予哮喘诊断性治疗。

（二）儿童哮喘

(1)年龄不低于3岁，喘息反复发作。

(2)发作时双肺闻及以呼气相为主的哮鸣音，呼气相延长。

(3)支气管舒张剂有明显疗效。

(4)排除其他可致喘息、胸闷和咳嗽的疾病。

疑似病例可选用1‰肾上腺素皮下注射,0.01 mL/kg,最大量不超过每次0.3 mL,或用沙丁胺醇雾化吸入,15 min后观察,若肺部哮鸣音明显减少,或FEV上升不低于15%,即为支气管舒张试验阳性,可诊断支气管哮喘。

(三)咳嗽变异性哮喘

各年龄均可发病。①咳嗽持续或反复发作超过1个月,特点为夜间(或清晨)发作性的咳嗽,痰少,运动后加重,临床无感染征象,或经较长时间的抗生素治疗无效。②支气管扩张剂可使咳嗽发作缓解(基本诊断条件)。③有个人或家族过敏史,过敏原皮试可阳性(辅助诊断条件)。④气道呈高反应性,支气管舒张试验阳性(辅助诊断条件)。⑤排除其他原因引起的慢性咳嗽。

六、鉴别诊断

(一)毛细支气管炎

此病多见于1岁以内的婴儿,病原体为呼吸道合胞病毒或副流感病毒,也有呼吸困难和喘鸣,但其呼吸困难发生较慢,对支气管扩张剂反应差。

(二)支气管淋巴结核

可引起顽固性咳嗽和哮喘样发作,但阵发性发作的特点不明显,结核菌素试验阳性,X线检查有助于诊断。

(三)支气管异物

患儿会出现哮喘样呼吸困难,但患儿有异物吸入或呛咳史,肺部X线检查有助于诊断,纤维支气管镜检可确诊。

七、治疗

(一)治疗原则

坚持长期、持续、规范、个体化的治疗原则。

1.发作期

快速缓解症状,并进行抗感染、平喘治疗。

2.持续期

长期控制症状、抗感染、降低气道高反应性、避免触发因素、自我保健。

(二)发作期治疗

1.一般治疗

注意休息,去除可能的诱因及致敏物。保持室内环境清洁,适宜的空气湿度和温度,良好的通风换气和日照。

2.平喘治疗

(1)肾上腺素能β_2受体激动剂:松弛气道平滑肌,扩张支气管,稳定肥大细胞膜,增加气道的黏液纤毛清除力,改善呼吸肌的收缩力。①沙丁胺醇气雾剂每揿100 μg。每次1～2揿,每日

3～4 次。0.5%水溶液每次 0.01～0.03 mL/kg，最大量 1 mL，用 2～3 mL 生理盐水稀释后雾化吸入，重症患儿每 4～6 h 一次。片剂每次 0.1～0.15 mg/kg，每天 2～3 次。或小于 5 岁者每次 0.5～1 mg，5～14 岁者每次 2 mg，每日 3 次。②特布他林每片 2.5 mg，1～2 岁者每次 1/4～1/3 片，3～5 岁者每次 1/3～2/3 片，6～14 岁者每次 2/3～1 片，每日 3 次。③其他 β_2受体激动剂。

(2)茶碱类：氨茶碱口服每次 4～5 mg/kg，每 6～8 h 一次，严重者可静脉给药，应用时间长者，应监测血药浓度。

(3)抗胆碱类药：可抑制支气管平滑肌的 M 样受体，引起支气管扩张，也能抑制迷走神经反射所致的支气管平滑肌收缩。以 M 受体阻滞剂更为有效。可用溴化羟异丙托品，对心血管系统作用弱，用药后峰值出现在 30～60 min，其作用部位以大中气道为主，而 β_2受体激动剂主要作用于小气道，故两种药物有协同作用。气雾剂每揿 20 μg，每次 1～2 揿，每日 3～4 次。

3.肾上腺素的应用

肾上腺素可以抑制特应性炎症反应，降低毛细血管通透性，减少渗出及黏膜水肿，降低气道的高反应性，故在哮喘治疗中受到高度重视。除在严重发作或持续状态时可短期静脉应用地塞米松或氢化可的松外，多主张吸入治疗。常用的吸入制剂如下。①丙酸培氯松气雾剂(BDP)：每揿 200 μg。②丙酸氟替卡松气雾剂(FP)：每揿 125 μg。以上药物根据病情每日 1～3 次，每次 1～2 揿。现认为每日 200～400 μg 是很安全的剂量，重度年长儿可达到 600～800 μg，病情一旦控制，可逐渐减少剂量，疗程要长。

4.抗过敏治疗

(1)色甘酸钠：能稳定肥大细胞膜，抑制释放炎性介质，阻止迟发型超敏反应，抑制气道高反应性。气雾剂每揿 2 mg，每次 2 揿，每日 3～4 次。

(2)酮替芬：为碱性抗过敏药，抑制炎性介质释放和拮抗介质，改善 β 受体功能。对儿童哮喘疗效较成人好，对已发作的哮喘无即刻止喘作用。每片 1 mg。小儿每次 0.25～0.5 mg，1～5 岁者 0.5 mg，5～7 岁者 0.5～1 mg，7 岁以上者 1 mg，每天 2 次。

5.哮喘持续状态的治疗

哮喘持续状态是支气管哮喘的危症，需要积极抢救治疗，否则会因呼吸衰竭导致死亡。

(1)一般治疗：保证液体入量。因机体脱水时呼吸道分泌物黏稠，阻塞呼吸道使病情加重。一般补 1/5～1/4 张液即可，补液的量根据病情决定，一般 24 h 液体需要量为 1 000～1 200 mL/m^2。如有代谢性酸中毒，应及时纠正，注意保持电解质平衡。如患儿烦躁不安，可适当应用镇静剂，但应避免使用抑制呼吸的镇静剂(如吗啡、哌替啶)。如合并细菌感染，应用抗生素。

(2)吸氧：保证组织细胞不发生严重缺氧。

(3)迅速解除支气管平滑肌痉挛：静脉应用氨茶碱、肾上腺皮质腺素，超声雾化吸入沙丁胺醇。若经上述治疗仍无效，可用异丙肾上腺素静脉滴注，将 0.5 mg 药物加入 10%葡萄糖 100 mL中(5 μg/mL)，开始以每分钟 0.1 μg/kg 缓慢静脉滴注，在心电图及血气监测下，每 15～20 min增加 0.1 μg/kg，直到氧分压及通气功能改善，或达 6 μg/(kg · min)，症状减轻后，逐渐减量，维持用药 24 h。如用药过程中心率达到或超过 200 次/分或有心律失常应停药。

(4)机械通气：严重患者应用呼吸机辅助呼吸。

(三)缓解期治疗及预防

(1)增强抵抗力,预防呼吸道感染,可减少哮喘发病的机会。

(2)避免接触过敏原。

(3)根据不同情况选用适当的免疫疗法,如转移因子、胸腺素、脱敏疗法、气管炎疫苗、死卡介苗。

(4)可用丙酸培氯松吸入,每日不超过 400 μg,长期吸入,疗程达 1 年以上;酮替芬用量同前所述,疗程 3 个月;色甘酸钠长期吸入。

总之,哮喘是一种慢性疾病,仅在发作期治疗是不够的,需进行长期的管理,提高对疾病的认识,配合防治,控制哮喘发作,维持长期稳定,提高患者生活质量,这是一个非常复杂的系统工程。

第七节　肺　脓　肿

肺脓肿是肺实质由于炎性病变坏死、液化形成的脓肿。可见于任何年龄段。

一、临床表现

起病多隐匿,发热无定型,有持续或弛张型高热,可伴寒战。咳嗽可为阵发性,有时出现呼吸增快或喘憋、胸痛或腹痛,常见盗汗、乏力、体重下降,婴幼儿多伴呕吐与腹泻。如脓肿与呼吸道相通,咳出臭味脓痰,则与厌氧菌感染有关,可咯血痰,甚至大咯血。如脓肿破溃,与胸腔相通,则成脓胸及支气管胸膜瘘。痰量多时,收集起来静置后可分 3 层:上层为黏液或泡沫,中层为浆液,下层为脓块或坏死组织。个别可伴有咯血。婴儿不会吐痰,常导致呕吐、腹泻,症状可随大量脓痰排出而减轻。肺部体征因病变部位、范围和周围炎症程度而异,一般局部叩诊浊音,呼吸音减低。如脓腔较大,并与支气管相通,咳出较多痰液后,局部叩诊可呈空嗡音,并可闻管状呼吸音或干湿啰音,语音传导增强。严重者可有呼吸困难及发绀,数周后有的还可出现杵状指(趾)。

二、分型

临床上常分为吸入性肺脓肿、血原性肺脓肿与继发性肺脓肿 3 类。

三、病理生理

主要继发于肺炎,其次为脓毒血症或败血症引起的血原性肺脓肿。偶自邻近组织化脓病灶,如肝脓肿、膈下脓肿或脓胸蔓延到肺部。此外,异物吸入(包括神志不清时吸入上呼吸道分泌物或呕吐物)、肿瘤或异物压迫可使支气管阻塞而继发化脓性感染,肺吸虫、蛔虫及阿米巴等也可引起肺脓肿。病原菌以金黄色葡萄球菌、厌氧菌为多见,其次为肺炎链球菌、各型链球菌、流感嗜血杆菌及大肠杆菌、克雷白杆菌和绿脓杆菌等。原发性或继发性免疫功能低下和免疫抑制剂应用均可促其发生。

早期肺组织炎症和细支气管阻塞，继之有血管栓塞、肺组织坏死和液化形成脓腔，最后可破溃到支气管内，致脓痰和坏死组织排出，脓腔消失后病灶愈合。如脓肿靠近胸膜，可发生局限性纤维素性胸膜炎。周围健全的肺组织显示代偿性膨胀。若治疗不充分或支气管引流不畅，坏死组织留在脓腔内，炎症持续存在则转为慢性，脓腔周围肉芽组织和纤维组织增生，腔壁变厚，支气管上皮向内增生，覆盖于脓腔壁上，周围的细支气管受累变形或发生程度不等的扩张。少数患者的脓毒栓子可经体循环或椎前静脉丛逆行至脑，引起脑脓肿。

四、诊断

(1)有原发病病史。

(2)发病急剧，寒战、高热、胸痛、咳嗽，伴全身乏力、食欲减退，1～2 周后当脓肿破溃与支气管相通后痰量突然增多，为脓痰或脓血痰。若为厌氧菌感染，则痰有恶臭味。

(3)如病变范围小且位于肺的深处，离胸部表面较远，体检时可无异常体征。如病变范围较大且距胸部表面较近，相应局部叩诊浊音，语颤增强，呼吸音减低，或可闻及湿啰音。

(4)血白细胞计数增多，中性粒细胞增高。病程较长，可出现贫血，脓痰可多至数百毫升。镜检时见弹力纤维，证明肺组织有破坏，吸取脓痰或气管分泌物培养可得病原菌。

(5)胸部 X 线检查：早期可见大片浓密模糊的炎性浸润阴影，脓腔形成后出现圆形透亮区，内有液平面，其周围有浓密的炎性浸润阴影，脓肿可单发或多发。病变好发于上叶后段、下叶背段及后基底段，右肺多于左肺。异物吸入引起者，以两肺下叶多见。金黄色葡萄球菌败血症引起者，常见两肺多发性小脓肿及肺泡性肺气肿。治疗后可残留少许纤维索条阴影。慢性肺脓肿腔壁增厚，周围有纤维组织增生，可伴支气管扩张、胸膜增厚。

(6)痰涂片或痰培养可检出致病菌。

(7)纤维支气管镜检查：对病因诊断不能肯定的肺脓肿，纤维支气管镜检查是鉴别单纯肺脓肿和肺结核的重要方法。可获取与病因诊断有关的细菌学和细胞学证据，又可对吸出痰液、帮助引流起一定的治疗作用。

五、鉴别诊断

(一)肺大疱

在胸部 X 线片上肺大疱壁薄，形成迅速，并可在短时间内自然消失。

(二)支气管扩张继发感染

根据既往严重肺炎或结核病等病史，如典型的清晨起床后大量咳痰，以及 X 线胸片、CT 检查及支气管造影所见，可以鉴别。

(三)肺结核

肺脓肿可与结核瘤、空洞型肺结核和干酪性肺炎相混。应做结核菌素试验、痰液涂片或细菌培养，寻找结核菌。在胸部 X 线片上，肺结核空洞周围有浸润影，一般无液平面，常有同侧或对侧结核播散病灶。

(四)先天性肺囊肿

其周围肺组织无浸润,液性囊肿呈界限清晰的圆形或椭圆形阴影。

(五)肺隔离症

叶内型与支气管相通的囊肿型肺隔离症继发感染时,胸部 X 线片上可显示带有液平面的类似肺脓肿征象。病灶常位于左下叶后段,胸部 CT、纤维支气管镜检查、主动脉造影可证实。

(六)肺包虫囊肿

肺包虫囊肿多见于牧区,患者常有犬、牛、羊密切接触史,临床症状较轻。胸部 X 线片上可见单个或多个圆形囊肿,边缘清楚,密度均匀,多位于肺下部,典型者可呈现双弓征、半月征、水上浮莲征等。

(七)肺吸虫病

是以肺部病变为主要改变的全身性疾病,早期表现为低热、乏力、盗汗、消瘦。肺型患者咳黏稠腥臭痰,反复咯血,伴胸痛或沉重感。胸部 X 线片开始表现为边缘模糊的云雾状浸润影,内部密度不均,形成脓肿时呈圆形、椭圆形阴影,密度较高,多位于中下肺野。成熟期表现为大小不等的片状、结节状阴影,边缘清楚,内部有多发性蜂窝状透光区,痰中可查到虫卵。此外,还可进行皮肤试验和补体结合试验。

(八)阿米巴肺脓肿

可有肠道、肝脏阿米巴病病史。本病主要表现为发热、乏力、盗汗、食欲缺乏、胸痛,咳少量黏液痰或脓性痰、血痰、脓血痰。肝源性阿米巴肺脓肿患者典型痰为巧克力样脓痰。胸部 X 线片上显示右肺中、下野中心区密度浓厚,而周围呈云雾状浸润影。如与支气管相通,内容物被排出则会出现液平面。

六、治疗

(一)抗生素治疗

在一般抗细菌感染经验用药基础上,根据痰液细菌培养及敏感试验选用抗生素。对革兰阳性菌选用半合成青霉素、第一代或第二代头孢菌素类、大环内酯类及万古霉素等;对阴性杆菌则选用氨基糖苷类及广谱青霉素、第二或第三代头孢菌素。甲硝唑对各种专性厌氧菌有强大的杀菌作用,但对需氧菌、兼性厌氧菌及微量需氧菌无作用。甲硝唑常用剂量为 20～50 mg/(kg·d),分 3～4 次口服。对重症或不能口服者,应静脉滴注,10～15 mg/(kg·d),分 2 次静脉滴注。一般疗程较长,4～6 周。停药要根据临床症状、体温、胸部 X 线检查,待脓腔关闭、周围炎症吸收好转,应逐渐减药至停药。

(二)痰液引流

保证引流通畅,是治疗成功的关键。①体位引流:根据脓肿部位和支气管位置采用不同体位,每次 20 min,每日 2～3 次。引流前可先做雾化吸入,再协助拍背,使痰液易于排出。但对脓痰量极多,而体格衰弱的患儿宜慎重,以免大量脓痰涌出,窒息气道。②抗生素治疗:效果不佳或引流不畅者,可进行支气管镜检查,吸出痰液和腔内注入药物。③脓腔较大,与胸腔壁有粘连,亦可经胸壁穿刺排脓。④通过支气管肺泡灌洗法排脓,术前充分给氧。可在内镜下将吸引管插入支气管镜,直达需灌洗的支气管或脓腔。也可直接将吸引管经气管插管插入,将吸引管前端缓缓推进到目的支气管。⑤鼓励咳嗽和加用祛痰剂。

(三)镇静剂和镇咳剂

原则上不使用镇静剂和镇咳剂,以免妨碍痰液的排出。对咯血者应酌情给予镇静剂,如苯巴必妥钠或水合氯醛等,并给予止血药物。此外,给予支气管扩张剂、气道湿化、肺部理疗等均有利于痰液排出。

(四)支持疗法

注意高蛋白、高维生素饮食,少量多次输血及氨基酸或脂肪乳等。

(五)外科手术治疗

经内科治疗 2 个月以上无效者,可考虑外科手术治疗。但术前后仍需用抗生素治疗。

(六)局部治疗

对急性肺脓肿,采用气管穿刺或留置肺导管滴入抗生素进行局部治疗,可望脓腔愈合而避免手术治疗。一般采用环甲膜穿刺法,穿刺部位在环状软骨与甲状软骨之间,常规消毒及局麻后,用 7 号血浆抽取针以垂直方向刺入气管,先滴入 4%普鲁卡因 1～2 mL 麻醉气管黏膜,在 X 线透视下将聚乙烯塑料导管经针孔插至病变部位,其外端口部用消毒纱布包好,胶布固定,滴药前先取适当体位排出脓液,然后缓慢滴入药液,再静卧 1～2 h。通过留置导管,每日可注药 3～4 次。除婴儿外,2 岁以上小儿均可作为治疗对象。

七、预后

一般预后良好。吸入异物所致者,在取出异物后迅速痊愈。有时脓肿经支气管排脓,偶可自愈。并发支气管扩张症、迁徙性脓肿或脓胸时预后较差。

八、临床护理及预防

对急性肺炎和败血症应及时彻底治疗。有呼吸道异物吸入时,需迅速取出异物。在扁桃体切除及其他口腔手术过程中,应避免组织吸入肺部。病原菌有葡萄球菌、链球菌、肺炎双球菌等。病原菌可由呼吸道侵入,也可由血行播散,偶由邻近组织化脓后向肺组织浸润所致。病变与支气管交通或损伤毛细血管,则引起咳脓痰、咯血。

患儿最好住单间病室,室内要空气新鲜、舒适、安静。定期消毒病室。急性期卧床休息,恢复期可以适当活动。给予高蛋白、高热量、高维生素半流食或软饭,鼓励患儿多进食,以补充疾病的消耗。记出入量,必要时按医嘱由静脉输液补充入量。痰液排出不畅时,可做体位引流,每日 1～2 次,每次 15～20 min,饭前、睡前进行。根据病变部位选择引流的体位。口腔护理:早晚刷牙漱口,饭前、饭后漱口。高热患儿按高热常规护理,汗多者用温水擦浴,更换内衣。指导家长为患儿安排好锻炼、休息和治疗,定期返院复查。

第八节 肺 水 肿

肺水肿是一种肺血管外液体增多的病理状态，浆液从肺循环中漏出或渗出，当超过淋巴引流时，多余的液体即进入肺间质或肺泡腔内，形成肺水肿。

一、临床表现

起病或急或缓。胸部不适，或有局部痛感。呼吸困难和咳嗽为主要症状。常见苍白、青紫及惶恐神情，咳嗽时往往吐出泡沫性痰液，并可见少量血液。初起时，胸部物理征主要见于后下胸，如轻度浊音及多数粗大水泡音，逐渐发展到全肺。心音一般微弱，脉搏速而微弱，病变进展可出现倒气样呼吸，呼吸暂停，周围血管收缩，心搏过缓。

二、病理生理

基本原因是肺毛细血管及间质的静水压力差（跨壁压力差）和胶体渗透压差间的平衡遭到破坏。肺水肿常见病因如下。

(1)肺毛细血管静水压升高：血液动力性肺水肿。①血容量过多。②左心室功能不全、排血不足，致左房舒张压增高。③肺毛细管跨壁压力梯度增加。

(2)血浆蛋白渗透压降低。

(3)肺毛细血管通透性增加，亦称中毒性肺水肿或非心源性肺水肿。

(4)淋巴管阻塞，淋巴回流障碍也是肺水肿的原因之一。

(5)肺泡毛细血管膜气液界面表面张力增高。

(6)其他原因形成肺水肿：①神经源性肺水肿。②高原性肺水肿。③革兰阴性菌败血症。④呼吸道梗阻，如毛细支气管炎和哮喘。

间质性肺水肿及肺泡角新月状积液时，多不影响气体交换，但可能引起轻度肺顺应性下降。肺泡大量积液时可出现下列变化：①肺容量，包括肺总量、肺活量及残气量减少。②肺顺应性下降，气道阻力及呼吸功能增加。③弥散功能障碍。④气体交换障碍导致动静脉分流，结果动脉血氧分压减低。气道出现泡沫状液体时，上述通气障碍及换气障碍更进一步加重，大量肺内分流出现，低氧血症加剧。当通气严重不足时，动脉血二氧化碳分压（PCO_2）升高，血液氢离子浓度增加，出现呼吸性酸中毒。若缺氧严重，心排血量减低，组织血灌注不足，无氧代谢造成乳酸蓄积，可并发代谢性酸中毒。

三、诊断

间质肺水肿多无临床症状及体征。肺泡水肿时，肺顺应性减低，首先出现症状为呼吸增快，动脉血氧降低，PCO_2由于通气过度可下降，表现为呼吸性碱中毒。肺泡水肿极期时，上述症状及体征进展，缺氧加重，如抢救不及时可因呼吸循环衰竭而死亡。

X线检查间质肺水肿可见索条阴影；淋巴管扩张和小叶间隔积液各表现为肺门区斜直线条和肺底水平条状的克利(Kerby)A和B线影。肺泡水肿则可见小斑片状阴影。随病程进展，阴影多融合在肺门附近及肺底部，形成典型的蝴蝶状阴影或双侧弥漫片絮状阴影，致心影模糊不清。可伴叶间及胸腔积液。

四、鉴别诊断

肺水肿需与急性肺炎、肺不张及成人呼吸窘迫综合征等相鉴别。

五、治疗

治疗的目的是改善气体交换、迅速减少液体蓄积和去除病因。

(一)改善肺脏通气及换气功能、缓解缺氧

首先抽吸痰液保持气道通畅，对轻度肺水肿缺氧不严重者可给鼻导管低流量氧。如肺水肿严重，缺氧显著，可相应提高吸氧浓度，甚至开始时用100%氧吸入。在下列情况用机械通气治疗：①有大量泡沫样痰、呼吸窘迫。②动静脉分流增多，吸氧浓度虽增至50%～60%而动脉血氧分压仍低于6.7～8.0 kPa(50～60 mmHg)时，表示肺内动静脉分流量超过30%。③动脉血二氧化碳分压升高。应用人工通气前，应尽量将泡沫吸干净。如间歇正压通气用50%氧吸入而动脉氧分压仍低于60 mmHg(8 kPa)时，则应用呼气末正压呼吸。

(二)采取措施，将水肿液驱回血循环

(1)快速作用的利尿剂，如呋塞米对肺水肿有良效，在利尿前症状即可有好转，这是由于肾外效应，血重新分布，血从肺循环到体循环去。注射呋塞米5～15 min后，肺毛细血管压可降低，然后较慢出现肾效应，利尿及排出钠、钾，大量利尿后，肺血量减少。

(2)终末正压通气，提高了平均肺泡压，使肺毛细血管跨壁压力差减小，使水肿液回流入毛细血管。

(3)肢体缚止血带及头高位以减少静脉回心血量，可将增多的肺血量重新分布到周身。

(4)吗啡引起周围血管扩张，减少静脉回心血量，降低前负荷，又可减少焦虑，降低基础代谢。

(三)针对病因治疗

如针对高血容量采取脱水疗法；针对左心衰竭应用强心剂，用α受体阻滞剂如酚妥拉明5 mg静脉注射，使血管扩张，减少周围循环阻力及肺血容量，效果很好。近年来有用硝普钠以减轻心脏前后负荷，加强心肌收缩能力，降低高血压。

(四)降低肺毛细血管通透性

激素对毛细血管通透性增加所致的非心源性肺水肿，如吸入化学气体、呼吸窘迫综合征及感染性休克引起的肺水肿有良效。可用氢化可的松5～10 mg/(kg·d)静脉滴注。病情好转后及早停用。抗生素对因感染、中毒引起的肺毛细血管通透性增高所致肺水肿有效。

(五)其他治疗

严重酸中毒时若适当给予碳酸氢钠或三羟甲基氨基甲烷(THAM)等碱性药物，酸中毒纠正后收缩的肺血管可舒张，肺毛细血管静水压降低，肺水肿减轻。

当肺损伤可能因有毒性的氧自由基引起时可用抗氧化剂治疗，以清除氧自由基，减轻肺水肿。

第九节 脓胸和脓气胸

脓胸指胸膜急性感染并胸膜腔内有脓液积聚。若同时有气体进入脓腔则形成脓气胸。脓胸多继发于肺部感染、邻近器官感染和败血症，少数为原发性。多见于2岁以下的小儿，年长儿也较常见。最常见的病原菌是葡萄球菌和大肠杆菌，其他如肺炎球菌、链球菌也可引起，厌氧菌也为重要致病菌，偶可见结核菌、阿米巴及真菌感染。

一、临床表现

(一)病史采集要点

1.起病情况

多数患者急性起病，持续高热不退。年长儿常诉胸痛。慢性脓胸者起病可较缓。

2.主要临床表现

除发热及胸痛表现外，大部分患儿呈轻度呼吸困难，少数患儿呼吸困难明显，可有发绀、鼻扇甚至端坐呼吸。晚期则见苍白、出汗、消瘦、无力等慢性消耗病容。发生张力性气胸时，可突然出现呼吸急促、鼻翼翕动、发绀、烦躁、持续性咳嗽，甚至休克。

3.既往病史

引起脓胸或脓气胸的疾病大致可分为2类：一类为胸膜腔周围的组织和器官炎症蔓延引起；另一类为血源性感染引起。因此要仔细询问患者有无这方面的病史。

(1)肺部感染：如细菌性肺炎、肺脓肿、支气管扩张继发感染等。

(2)纵隔感染：如纵隔炎、食管炎、淋巴结破溃。

(3)膈下感染：如膈下脓肿、肝脓肿、腹膜炎等。

(4)胸壁的感染及创伤。

(二)体格检查要点

1.一般情况

急性起病者呈急性病容，面色灰白，精神萎靡，可见呼吸困难、发绀。晚期多见贫血、消瘦。病程长者可有营养不良及生长发育迟缓。

2.肺部体征

与积液多少有关。大量胸腔积液时患侧胸廓饱满，肋间隙增宽，呼吸运动减弱，气管和心脏向健侧移位，纵隔向健侧和心尖冲动移位。叩诊浊音或实音，语颤减低，呼吸音减低或完全消失。少量胸腔积液时仅叩诊浊音、呼吸音减低或无明显体征。继发于肺炎者可闻干湿啰音。伴脓气胸时，胸上部叩诊为鼓音。脓胸病程超过2周可出现胸廓塌陷、肋间隙变窄、胸段脊柱凸向对侧或侧弯，这些畸形在感染完全控制后可逐渐恢复。

3.其他

可见杵状指(趾)。

(三)门诊资料分析

1.血常规

白细胞总数及中性粒细胞增多,可有核左移,严重者可见中毒颗粒。

2.其他

血白细胞碱性磷酸酶和血清 C 反应蛋白可升高。

3.X线检查

积液少者肋膈角消失或膈肌运动受限。有时胸腔下部积液处可见弧形阴影;积液较多则患侧呈一片致密阴影,肋间隙增宽,严重者可见纵隔和心脏移位。有脓气胸时可见液平面。包裹性脓胸可见较固定的圆形或卵圆形密度均匀阴影,不随体位移动。不同体位 X 线片或透视有助于判断胸膜积液量的多少、积液位置、有无包裹等。

(四)进一步检查项目

1.胸腔穿刺

抽出脓液为诊断重要依据。脓液性状与病原菌有关,金黄色葡萄球菌引起者,常为黄绿色或黄褐色黏稠脓液;肺炎双球菌、链球菌引起者,脓液稀薄呈淡黄色;大肠杆菌引起者,脓液为黄绿色,有腐败臭味;厌氧菌引起者,脓液有恶臭。胸腔积液比重常高于 1.018,蛋白质高于 3.0 g,Rivalta 试验(李凡他试验,即浆液黏蛋白试验)阳性。

2.脓液培养和直接涂片

有助于病原学诊断。

3.超声检查

可确定胸腔积液的有无、部位及多少、胸膜的厚度及有无气体存在。在超声引导下进行诊断性和治疗性穿刺可提高准确性。

二、诊断

(一)诊断要点

临床上出现高热、胸痛、咳嗽、呼吸困难表现,体检胸廓饱满、肋间隙增宽,叩诊浊音或实音,X 线、B 超有胸腔积液等表现,结合诊断性穿刺结果可确诊。

(二)鉴别诊断要点

1.大范围肺萎缩

脓胸者肋间隙扩张,气管向对侧偏移;而肺萎缩者肋间隙缩窄,气管向患侧偏,穿刺无脓液。

2.巨大肺大疱及肺脓肿

较难与本病鉴别。可根据穿刺减压后,肺组织复张分布情况进行鉴别。脓胸者肺组织集中压缩在肺门,而肺大疱者则外围有肺组织张开,并出现呼吸音。

3.膈疝

小肠疝入胸腔时胸片见多发气液影,胃疝入胸腔时见大液面易误为脓气胸,胸腔穿刺若为混浊或黏液、粪汁可鉴别。

4.巨大膈下脓肿

胸腔可产生反应性积液,但肺组织无病变。穿刺放脓后无负压,或负压进气后 X 线片示脓肿在膈下,B超检查可进一步鉴别。

5.结缔组织病并发胸膜炎

胸腔积液外观似渗出液或稀薄脓液,白细胞主要为多形核中性粒细胞。肾上腺素治疗后很快吸收有助于鉴别。

(三)临床类型

(1)根据起病急缓可分为急性脓胸、慢性脓胸。急性脓胸一般起病急骤,病程不超过6周至3个月。急性脓胸经过4～6周治疗后脓腔未见消失,脓液稠厚并有大量沉积物,提示脓胸已进入慢性期。

(2)按病变累积的范围可分为全脓胸或局限性脓胸。全脓胸是指脓液占据整个胸膜腔,局限性脓胸是指脓液积存于肺与胸壁或横膈或纵隔之间,或肺叶与肺叶之间,也称包裹性脓胸。

(3)根据感染的病原体分为化脓菌性脓胸、结核菌性脓胸、真菌性脓胸及阿米巴脓胸。化脓菌引起的脓胸一般起病急,中毒症状明显,脓液培养可明确致病菌,一般以葡萄球菌多见。①结核性脓胸:由结核菌从原发复合征的淋巴结经淋巴管到达胸膜,或胸膜下的结核病灶蔓延至胸膜所致,常有胸痛、气急及结核中毒症状。②真菌性脓胸:多由放线菌、白念珠菌累及胸膜所致。③阿米巴脓胸:多由阿米巴肝脓肿破入胸腔所致。脓肿破入胸腔时可发生剧烈胸痛和呼吸困难,甚至发生胸膜休克。

三、治疗

(一)治疗原则

(1)尽可能在短时间内有效控制原发感染,迅速排出胸腔积脓、消除脓腔,促使肺复张,以减少并发症和后遗症。

(2)应加强支持疗法,改善全身状况。

(二)治疗计划

1.一般治疗

脓胸时蛋白渗出量大,且感染本身对机体损害较大,患儿可很快出现营养不良,抵抗力低下及贫血,故应注意休息,加强营养,如给高蛋白高热量饮食,补充多种维生素,必要时配合静脉高营养及肠道营养,需要时可输血、血浆、多种氨基酸或静脉用丙种球蛋白等。咳嗽剧烈者给予镇咳剂。呼吸困难者氧气吸入。

2.抗感染治疗

根据脓液细菌培养及药物敏感试验,适当选用两种有效的抗生素联合应用。细菌培养结果未知之前,可选用广谱抗生素。一般抗生素治疗应持续3～4周,体温正常后应再给药2～3周。疑有厌氧菌感染者可用甲硝唑治疗,疗程4～6周,待体温、白细胞正常,脓液吸收后再渐停药。结核菌感染者应抗结核治疗,真菌感染者抗真菌治疗。

3.胸腔抽液

应及早反复进行,可每日或隔日1次。每次尽量将脓液抽尽,穿刺排脓后的次日,应行胸部透视,脓液增长较快的应每天1次将脓抽尽,视情况可隔日1次,直到脓液消失为止。脓液黏稠时可注入生理盐水冲洗,每次穿刺冲洗后可适当注入少量抗生素,一般常用青霉素20万U或庆大霉素1万～2万U,加生理盐水10～20 mL稀释后注入。

4.胸膜腔闭式引流

(1)适应证:①患儿年龄小,中毒症状重。②脓液黏稠,反复穿刺排脓不畅或包裹性不易穿刺引流。③张力性脓气胸。④有支气管胸膜瘘或内科治疗1个月,临床症状未见好转或胸壁已并发较严重感染者。

(2)方法:①发生张力性气胸时,引流部位一般在锁骨中线外第2～3肋间。在局麻下切开皮肤1 cm,用套管针将引流管送入胸腔内2～3 cm,套管针或导管外端连接水封瓶,导管在水中深度2 cm,使胸内气体只能单方向引流出体外。直至引流管不再排气,胸腔内积液很少,肺大部分复张膨起时可将引流管夹住,再观察1～2天无其他变化时即可拔管。②引流是为了排脓,引流部位应选择胸腔的偏下后方。患儿半仰卧位,患儿手术一侧的手臂上举,取腋中线右侧第6肋间、左侧第7～8肋间作引流,在局麻下切开皮质1～2 cm,用止血钳穿通肌层放引流管入胸腔,引流管远端接水封瓶。直到脓液残留很少量或无时可于引流后3～7天拔管,拔管前可试夹管观察一天,若体温正常,症状无加重即可拔管。拔管后应立即封闭切口,以免气体进入胸腔,引流期宜每日或隔日用生理盐水冲洗脓腔并注入适当抗生素。

5.电视辅助胸腔镜

可分离包裹性脓胸使脓胸引流完全;也可清除肺表面的纤维素,直视下准确地放置引流管,达到促使肺复张和消灭脓腔的目的。

(三)治疗方案的选择

(1)急性脓胸应尽早选择敏感抗生素,积极排除脓液,渗出期内用大号针头胸穿抽脓或胸腔闭式引流治疗,脓胸进入到纤维脓性期,适用于胸腔镜处理。同时应加强支持疗法。

(2)慢性脓胸应改进原有脓腔的引流,根据情况选择开胸纤维板剥脱术、胸膜肺切除或胸廓成形术等。

第三章　循环系统疾病

第一节　先天性心脏病

一、概述

先天性心脏病是由于胎儿时期心脏血管发育异常，或者胎儿时期血液循环特有的通道在生后未关闭而形成的先天性畸形，是小儿最常见的心脏病。据估计本病在生后第 1 年的发病率为 0.7%～0.8%，由于严重和复杂畸形，患儿多于生后数周或数月死亡，因而，在婴儿期先天性心脏病就诊率及死亡率均高于年长儿，同时严重和复杂的心血管畸形也较年长儿多见。据统计，各类常见的先天性心脏病中以室间隔缺损最多，其次是房间隔缺损、动脉导管未闭和法洛四联症，以上占小儿先天性心脏病总数的 2/3 以上。而在成人组则普遍以房间隔缺损占第一位。近年来由于心血管检查、心血管造影术和超声心动图等检测手段的广泛应用以及心外科技术的飞速发展，临床上对复杂先天性心脏病的诊断和治疗状况发生了很大的变化。许多常见的先天性心脏病能得到正确的诊断，并且大多数可能得到根治。因此，先天性心脏病的预后已大为改观。

（一）病因与预防

先天性心脏病的病因迄今还不十分清楚。一般认为在胚胎发育第 3～8 周的过程中，某些因素影响了胚胎的心脏发育，使心脏某一部分发育停顿或异常即可造成各种先天性心血管畸形，与发病有关的因素有以下几个方面。

1.内在因素

主要与遗传，特别是染色体的易位与畸变（如染色体 21-三体综合征、13-三体综合征和 15-三体综合征等）有关。

2.外来因素

重要的是宫内感染，特别是孕早期 3 个月内病毒感染（如风疹、腮腺炎、流行性感冒等）容易导致先天性心血管畸形。有人报告在先天性心脏病中，由病毒引起者大约占 10%。

3.其他因素

孕妇与大剂量的放射线接触，营养中缺乏某些物质（如叶酸等），药物影响（抗癌药等），代谢性疾病（糖尿病、高钙血症、苯丙酮尿症等）以及引起子宫内缺氧的慢性疾病等均可能与发病有关。

总之，先天性心血管畸形可能是胎儿周围环境因素与遗传因素相互作用所致。虽然引起先天性心脏病的原因还不十分清楚，但加强孕妇的保健，特别是在妊娠早期积极预防风疹、流感等病毒性疾病和避免上述一切不利因素，对预防先天性心脏病具有积极意义。

(二)分类

先天性心脏病的种类有很多，临床上常根据心脏左、右两侧及大血管之间有无分流分为3大类。

1.无分流型(无青紫型)

即心脏左、右两侧或动、静脉之间无异常通道和分流，故临床上无青紫表现(静脉血流入体循环所致的青紫)，如肺动脉狭窄、主动脉狭窄和右位心等。

2.左向右分流型(潜伏青紫型)

左、右心或动、静脉大血管间有异常通道和分流，在正常情况下左心和主动脉压力高于右心和肺动脉，动脉血流入肺循环(出现左向右分流)，临床上不出现青紫；若右心与肺动脉压力一时性(如剧烈哭、屏气、肺炎、心力衰竭)或持续性增高(晚期肺动脉高压)并大于左心及主动脉时，静脉血流入体循环(出现右向左分流)，血中还原血红蛋白超过 50 g/L 时，则可发生青紫，故又称潜伏青紫型。常见的有室间隔缺损、房间隔缺损和动脉导管未闭。

3.右向左分流(青紫型)

为先天性心脏病中最严重的一组。左、右心或大血管间有异常通道和分流，由于某些因素(如右心流出道狭窄)，使右心压力大于左心，致静脉血流入体循环(右向左分流)，而出现持续青紫，故称为青紫型。常见的有法洛四联症、完全性大血管错位等。

(三)诊断方法

先天性心脏病的诊断，在基层主要靠详细询问病史，在仔细体格检查的基础上配合X线、心电图及超声心动图检查，通过综合分析，做出初步诊断。根据条件转上级医院行心导管术和心血管造影检查，不仅可明确先天性心脏病的类型，而且可进一步了解心血管畸形的部位及严重程度，有利于手术矫治。

1.病史

(1)询问患儿母亲妊娠3个月内有无病毒感染、接受放射线(特别是腹腔与盆腔)以及服用影响胎儿畸形的药物史。询问家族中有无遗传性疾病以及同一家族中先天性心脏病的发病情况。

(2)生长发育史及常见症状：轻型先天性心脏病患儿，临床上可无特殊症状，仅在体检听诊时才被发现。重型患儿，常影响生长发育并出现一系列症状。①喂养困难，吸吮数口就停歇，呼吸急促，易呕吐和大量出汗。②扩大性左心房或肺动脉压迫喉返神经，自幼哭声嘶哑、易气促、咳嗽。③不爱活动、喜抱、活动后气促、心悸、咳嗽。④左向右分流(潜伏青紫型)先天性心脏病，因肺血流量增多、充血，易反复发生肺炎及心力衰竭。有青紫者应详细了解其出现的时间、程度、部位及其与运动的关系，有无蹲踞、晕厥和缺氧发作等。

(3)发病年龄：一般3岁以前发现的心脏病，以先天性心脏病的可能性较大。婴幼儿时期反复出现心力衰竭，常提示先天性心脏病的存在。青紫是先天性心脏病的重要症状，右向左分流者在生后或婴儿期临床上均有不同程度的青紫出现。平时无青紫，而在活动或哭吵后出现短暂青紫者为左向右分流型，此型在晚期可因长期肺小动脉受分流血液冲击，使内膜增生，引起肺动脉高压，致分流逆向，呈现持续青紫。

2.体格检查

应尽可能在患儿安静时进行。

(1)一般表现：注意生长发育及一般情况，轻型先天性心脏病患儿大多正常，重者生长发育较同年龄小儿差，青紫型患者不仅体格发育落后，严重时智力发育也受到一定影响。患儿呼吸多急促，青紫属中央性，青紫在鼻尖、口唇、指(趾)甲床最明显，可有杵状指(趾)，一般于青紫出现后1～2年逐渐形成。心力衰竭者肝增大，肝颈静脉回流阳性。同时还应注意身体其他部位有无先天性畸形存在(如角膜混浊、白内障、唇裂、腭裂、蜘蛛指趾等)。

(2)心脏检查：①视诊。心前区隆起者多示右心室增大，日久可致胸廓畸形。若右心室扩大，则心尖冲动弥散，有时扩散到剑突下；左心室扩大时心尖冲动位置较正常低1～2肋间，且偏向左侧。②触诊。心前区有抬举性冲动感，多示右心室肥厚。有震颤(猫喘)者应注意其位置及发生的时间(收缩期或舒张期)，它对杂音的来源定位很有帮助，先天性心脏病的震颤一般位于胸骨左缘第2、3、4肋间，婴儿有时在心尖和胸骨柄上方亦可触及。③叩诊。可粗略估计心脏大小及位置有无改变。④听诊。需注意第一、第二心音的强弱，是亢进、减弱还是消失，特别是肺动脉瓣区第二心音有无分裂、分裂的程度及是否固定。左向右分流型，因右心血量增多及充血，肺动脉压力增高致肺动脉瓣关闭延迟，故肺动脉瓣第二心音亢进并明显分裂(称固定性分裂即呼气时亦明显分裂)；相反肺血流量减少如法洛四联症及肺动脉狭窄时肺动脉瓣第二心音减弱。杂音的性质、时期、响度、位置及传导方向，对鉴别杂音是功能性还是器质性，是先天性还是后天性以及先天性心脏病的类型有重要意义。

杂音的响度与病变的严重程度和缺损大小并无肯定关系，有部分先天性心脏病可听不到杂音，如大动脉错位及完全性肺静脉异位引流等。

(3)周围血管征：比较上、下肢动脉搏动及血压，如股动脉搏动减弱、消失或下肢血压低于上肢提示主动脉狭窄；脉压增宽，伴有毛细血管搏动征及股动脉枪击音，提示动脉导管未闭及主动脉瓣关闭不全。

3.特殊检查

(1)血象：青紫型先天性心脏病红细胞数、血红蛋白及血细胞容积均增高。

(2)X线检查：应熟悉正常婴儿胸部X线的特点，如胸腺较大，心胸比例可达55%，新生儿心脏呈球形等。X线透视可了解心房、心室和大血管的位置、形态、轮廓、搏动、有无肺门“舞蹈”及肺血管影(充血性或缺血性)等情况。肺野充血者示左向右分流，肺野缺血多示肺动脉或右心室流出道狭窄。必要时可做食管吞钡检查，观察食管有无压迹或移位及食管与大血管的关系等。X线片检查通常采取心脏三位摄片(后前、侧位、左前斜或右前斜位)。此外，可根据需要选择断层摄片或心血管造影。轻症患儿X线检查可正常。

(3)心电图检查：心电图能反映心脏位置，心房、心室有无肥厚及心脏传导系统的情况。

(4)超声心动图检查：超声心动图是一项无痛苦、非侵入性检查方法，可重复检查对比，动态观察、录像、重放及彩色摄片能显示心脏内部结构的精确图像。常用的有以下几种：①M型超声心动图可测量心血管的径线、瓣膜活动、心室壁搏动及厚度等。②B型(二维、扇形)超声心动图能显示心脏内很大面积的实时活动图像，可观察到各种切面的声像图、心室壁搏动幅度及厚度等。③多普勒彩色超声心动图更具有直观感，可以测定心腔和大血管内血流方向及速度，对心血管结构常可显示分流、反流或狭窄部位，可迅速准确进行定位、定性诊断，因而被称为“无创伤性心血管造影术”。

(5)心导管检查：是进一步明确诊断和手术前的重要检查办法。有右心导管检查、左心导管检查 2 种，临床多采用右心导管检查。检查方法是在 X 线透视下用不透放射线的塑料心导管，插入贵要静脉或大隐静脉，经上腔或下腔静脉依次入右心房、右心室和肺动脉，导管经心腔及大血管不同部位可测定压力和血氧含量，明确有无分流及分流部位。导管若进异常通道更可提供重要的诊断依据。

(6)心血管造影：通过心导管检查仍不能明确诊断而又需考虑手术治疗的患儿，可做心血管造影，分静脉造影、选择性造影和逆行造影三种方法。临床多选用选择性造影，即将心导管端插到需要显影了解的部位近端，然后通过心导管将含碘造影剂（如 76%泛影葡胺）在机械的高压下，极迅速地（1～2 s 内）注入心脏或大血管，同时进行连续快速摄片，以观察造影剂所示心房、心室及大血管的形态、大小、位置和有无异常通路。

二、临床常见的几种先天性心脏病

（一）室间隔缺损

室间隔缺损（VSD）是最常见的先天性心脏病，为左向右分流型，约占儿童期先天性心脏病发病总数的 50%。室间隔缺损根据缺损部位不同，可分为高位室缺和低位室缺。高位室缺又称室间隔膜部缺损（位于室上嵴下方及三尖瓣的后方），此型多见，缺损多较大（直径为 0.5～3 cm），可发展成为肺动脉高压。低位室缺（位于室上嵴上方及室间隔肌部），缺损较小（直径为 0.5 cm 以内），有可能自发闭合。室间隔缺损可单独存在，亦可与肺动脉瓣狭窄、房间隔缺损或动脉导管未闭等并存。

1.病理生理

通常左心室压力高于右心室，血液自左向右分流，一般无青紫。但分流增加了右心室、肺循环、左心房和左心室的负荷，使左、右心肥大。分流量的大小取决于两心室压力差和缺损的大小。缺损小于 0.5 cm 的轻型病例分流量较小，可无症状。大型室缺者，其肺循环的血流量可为体循环的 3～5 倍，这样右心室除了接受正常从右心房流入的血液外还接受了大量从左心室分流来的血液，肺循环血量增加，并以相当高的压力冲向肺循环，致肺小动脉痉挛，产生动力型肺动脉高压。久而久之使肺小动脉中层和内膜层增厚，更使肺循环阻力增高，晚期则形成梗阻型肺动脉高压。此时，左向右分流量显著减少，最后可出现双向或反向分流，出现持续青紫，称为艾森门格综合征。

2.临床表现

临床表现取决于缺损的大小和肺血管的阻力。

(1)症状：小型室间隔缺损，即罗杰（Roger）病，多发生于室间隔肌部，可无明显临床症状，生长发育一般不受影响，仅在体检或因其他病就诊时在胸骨左缘第 3、4 肋间听到响亮粗糙全收缩期杂音才被发现。大型缺损症状发生较早，并随年龄增长而明显，因分流大使体循环血流量减少，使生长发育障碍。临床表现为消瘦、面色苍白、多汗、乏力，体力活动后心悸和气促。由于肺部充血，常反复发生肺部感染，易导致心力衰竭。有时可因扩张的肺动脉压迫喉返神经，引起声音嘶哑。当剧烈咳嗽、哭闹或肺炎时可出现暂时性的右向左分流而呈现青紫。晚期产生动脉高压转为持续性右向左分流，则出现持续性青紫。

(2)体征：小型室缺时，只在胸骨左缘第3、4肋间闻及响亮粗糙的全收缩期杂音，肺动脉瓣第二心音稍增强。大型室缺时除在胸骨左缘第3、4肋间可闻及Ⅲ～Ⅳ级粗糙的全收缩期杂音外，且杂音传导范围广，并可于杂音最响部位触及收缩期震颤，还可见心前区隆起，心界扩大，心尖及剑突下心脏搏动强烈。当缺损极大时，杂音反较轻，震颤也可不明显。晚期肺动脉高压致右向左分流过程中，其杂音可减弱变短，而肺动脉瓣第二心音显著亢进，并有分裂。杂音的响度与缺损大小不成正比，故临床上不能以杂音的响度来判断缺损的大小与疾病的严重程度。肺血流量大于体循环1倍以上时，可引起相对二尖瓣狭窄而于心尖区听到舒张中期低调短促的隆隆样杂音。

室间隔缺损常见的并发症为支气管肺炎、充血性心力衰竭、肺水肿及亚急性细菌性心内膜炎等。

3.辅助检查

(1)X线检查：小型室缺心肺X线检查无明显改变；大型可见左心室、右心室增大，左心房往往也增大，肺充血，肺动脉段凸出，肺血管影增粗，搏动强烈，可见肺门“舞蹈”，主动脉弓影较小。

(2)心电图：小型缺损心电图可正常或轻度左心室肥大；大型缺损可有左心室或左、右心室肥大。有时呈右束支传导阻滞。心力衰竭时可伴有心肌劳损。

(3)超声心动图：M型超声可见左心房、左心室、右心室内径增宽，室间隔活动正常，主动脉内径缩小。扇形超声可见室间隔回声中断，显示缺损存在，阴性不能否定缺损的存在。多普勒彩超可直接见到血液分流部位及方向，且能估测分流量的大小，能更明确诊断。

(4)心导管检查：右心室血氧含量较右心房为高，右心室及肺动脉压力升高，偶尔心导管可自右心室经缺损部位进入左心室。

(二)房间隔缺损

房间隔缺损(ASD)占先天性心脏病发病总数的20%～30%，女性较多见。由于幼儿时期症状多较轻，不少患者到成人时才被发现。

临床上根据解剖病变的不同而分为卵圆孔未闭、第一孔未闭(原发孔)和第二孔未闭(继发孔)等不同类型。卵圆孔未闭一般不引起左向右分流(因卵圆孔的左侧有一帘膜覆盖着卵圆孔起瓣膜作用，使血液不能从左心房流入右心房)，因此临床上意义不大。而只有在胚胎发育过程中第一孔或第二孔未闭才称为房间隔缺损。第一孔未闭型缺损位于心房间隔的下部，呈半月形，缺损往往较大；第二孔未闭型缺损位于心房间隔中部卵圆窝处，或靠近上、下腔静脉，直径1～3 cm，此型为临床上最常见的类型。

1.病理生理

由于左心房压力高于右心房，血液自左心房通过缺损分流到右心房，此时右心房不但接受正常由上、下腔静脉回流的血液，而且还接受了从左心房分流的血液。其分流的多少主要取决于缺损的大小和左右心房之间的压力差。分流量小时影响不大,分流量大时导致右心舒张期负荷过重,致右心房、右心室增大,肺循环血流量增多,而左心室、主动脉及整个体循环的血流量减少,影响生长发育。当剧烈咳嗽、哭闹或患肺炎时,肺动脉压增高,右心房压力亦高,当右心房压力高于左心房,即产生梗阻型肺动脉高压,当右心房压力高于左心房时,则产生右向左分流,出现持续青紫。

2.临床表现

(1)症状:房间隔缺损的症状根据缺损大小而不同,缺损小者可无任何症状,仅在体检时发现胸骨左缘第2、3肋间有收缩期杂音。大型缺损,由于分流量大,使体循环供血不足。临床表现发育迟缓、消瘦、面色苍白、多汗、活动后心慌、气急等。由于肺循环充血,易患呼吸道感染,当哭闹、肺炎和心力衰竭时,右心房压力高于左心房,则出现右向左分流而呈现暂时性青紫。

(2)体征:分流量大者可见心前区隆起,心尖冲动弥散,心浊音界扩大,触诊有抬举感。在胸骨左缘第2、3肋间可听到Ⅱ~Ⅲ级收缩期喷射性杂音(因右心室排血量增多,引起右心室流出道相对性狭窄所致),肺动脉瓣区第二心音亢进并有固定分裂(分裂不受呼吸影响)。三尖瓣区有时可听到舒张中期杂音,为舒张期大量血液从右心房进入右心室,三尖瓣相对狭窄所致。

房间隔大型缺损常见并发症为支气管肺炎、充血性心力衰竭,亚急性心内膜炎者极少。

3.辅助检查

(1)X线检查:缺损小者可无明显改变。缺损大者有右心房、右心室扩大,肺动脉段凸出,肺门血管影增粗,搏动强烈,可有肺门“舞蹈”,肺野充血,主动脉弓影较小。

(2)心电图检查:心电图显示电轴右偏,可有不完全性右束支传导阻滞,右心房和右心室肥大。

(3)超声心动图:M型超声可见右心房、右心室增大,主动脉内径小;扇形超声可见房间隔回声中断显示房间隔缺损的位置和大小;多普勒彩色血流显像可观察到分流的位置、方向,且能估测分流的大小。

(4)心导管检查:可发现右心房血氧含量高于上、下腔静脉平均血氧含量。心导管可通过缺损的房间隔到达左心房。晚期肺动脉、右心房、右心室压力增高。

(三)动脉导管未闭

动脉导管未闭(PDA)为小儿先天性心脏病常见的类型之一,占先天性心脏病总数的15%~20%,女性较多见。

小儿出生后动脉导管于10~15 h内在功能上关闭,多数婴儿于生后3~6个月在解剖上也完全关闭。如未关闭,出现左向右分流即称动脉导管未闭。其位置一端在肺总动脉分叉或左肺动脉处,另一端在左锁骨下动脉外侧的主动脉处。一般分为3型。①管型:导管长1 cm左右,直径粗细不等,此型最多见。②漏斗型:长度与管型相似,但其主动脉端粗大,向肺动脉端逐渐变窄。③窗型:肺动脉与主动脉紧贴,两者之间为一孔道,直径往往较大。

1.病理生理

由于动脉导管的存在,一般情况下主动脉压力高于肺动脉,故不论在收缩期或舒张期,血液均自主动脉向肺动脉分流。分流量大小与动脉导管粗细及主、肺动脉之间的压力差有关。肺动脉接受来自右心室及主动脉两处的血液,故肺循环血量增多,回流到左心房、左心室的血流量也增多，使左心室舒张期负荷过重，则产生左心房、左心室扩大，室壁肥厚。

由于主动脉血液不断流入肺动脉，故周围动脉舒张压下降而致脉压增宽。肺小动脉因长期接受大量主动脉血液的分流造成管壁增厚，肺动脉压力增高，晚期产生梗阻型肺动脉高压，可导致右心室肥大和衰竭，当肺动脉压力大于主动脉压力时，即产生右向左分流，可造成下半身青紫，称为差异性发绀。

2.临床表现

(1)症状：取决于动脉导管的粗细、分流量的多少。导管细、分流量小者多无症状，仅在体检时偶然发现心脏杂音。导管粗、分流量大者，体循环供血不足，肺循环血量增加，出现气急、咳嗽、乏力、多汗、苍白、生长发育落后，易患呼吸道感染等。偶因扩大的肺动脉压迫喉返神经而引起声音嘶哑。

(2)体征：可有轻度胸廓畸形，心前区隆起，心尖冲动增强。在胸骨左缘第 2 肋间可闻及粗糙响亮的连续性机器样杂音，占据整个收缩期与舒张期，于收缩期最响，可向颈、背部和锁骨下传导，是血流通过导管而产生的。最响处可扪及震颤，以收缩期明显。肺动脉瓣第二心音亢进，可有分裂，但多被粗糙响亮的杂音淹没而不易识别。在心动周期中主动脉与肺动脉压力差有变化，其杂音也有强弱的改变，以接近第二心音时最响。婴儿期主动脉与肺动脉收缩期压力差大而舒张期压力差小，故仅听到收缩期杂音。随着年龄的增长，收缩期与舒张期压力差均较大，此时出现典型的连续性机器样杂音，晚期合并肺动脉高压或心力衰竭时，主、肺动脉压力差又小，则仅有一收缩期杂音。故本病出现典型杂音时易诊断，早期、晚期不典型则易误诊。分流量大的患者，因相对性二尖瓣狭窄可在二尖瓣区有时听到舒张中期轻度隆隆样杂音。由于动脉舒张压降低，可出现类似主动脉瓣关闭不全的周围血管征，当脉压大于 5.3 kPa(40 mmHg)时有水冲脉、毛细血管搏动征和股动脉枪击音等。有显著肺动脉高压者，可出现下半身青紫和杵状趾。

动脉导管未闭常见的并发症为支气管肺炎、亚急性细菌性心内膜炎，分流量大者早期并发充血性心力衰竭。

3.辅助检查

(1)X 线检查：心影可正常或左心室、左心房增大，肺动脉段凸出；肺门血管影增粗，搏动增强，透视下可见搏动，肺野充血。有肺动脉高压时，右心室亦增大。主动脉弓往往有所增大，这一特征与室间隔缺损及房间隔缺损不同，有一定的鉴别意义。

(2)心电图检查：可正常或有不同程度的左心室肥大或左、右心室合并肥大，部分合并左心房肥大。

(3)超声心动图：M 型超声可见左心房、左心室和主动脉内径增宽。二维超声可显示肺动脉与降主动脉之间导管的粗细、长短和位置。多普勒彩超可直接见到导管的形态及血液分流的方向及大小。

(4)心导管检查：右心导管检查可发现肺动脉血氧含量较右心室为高，说明肺动脉部位由左向右的分流。肺动脉和右心室压力可正常、轻度升高或显著升高。部分患儿右心导管可通过未闭的动脉导管，由肺动脉进入降主动脉。

(四)法洛四联症

法洛四联症(TOF)为右向左分流型，是存活婴儿最常见的青紫型先天性心脏病，其发病率占全部先天性心脏病的10%～15%，占1岁以后存活的青紫型先天性心脏病的70%左右。如同时还伴有房间隔缺损，则称为法洛五联症。

法洛四联症由以下4种畸形组成。①肺动脉狭窄：以漏斗部狭窄最多见，其次为漏斗部和瓣膜合并狭窄，为此组畸形的最基本病变，对患儿的病理生理及临床表现有着重要的影响，而且可随年龄增加而加重。②室间隔缺损：多属高位膜部缺损。③主动脉骑跨：因有高位膜部室间隔缺损，故主动脉骑跨于左、右心室之上，随着主动脉的发育，右跨现象可逐渐加重，约25%的患者有右位主动脉弓。④右心室肥大：为肺动脉狭窄后右心负荷增加的结果。

1.病理生理

法洛四联症血流动力学改变的关键在于肺动脉狭窄。此时，血液进入肺循环受阻，引起右心室肥厚，压力增高，当右心室压力超过左心室时，血液则通过缺损分流到左心室进入体循环，出现青紫。加上骑跨于左、右心室之上的主动脉还直接接受了一部分来自右心室的静脉血输送至全身，成为临床表现严重青紫的又一个原因。同时，因肺动脉狭窄使进入肺循环进行气体交换的血流量明显减少，这不仅加重了青紫的程度，而且使支气管动脉与肺血管之间形成了侧支循环。如果肺动脉狭窄很轻，右心室压力低于左心室，安静时血液为左向右分流，则无持续性青紫出现，称为无青紫四联症。在婴儿期动脉导管关闭前，主动脉部分血液可通过来关闭的动脉导管进入肺动脉到肺进行氧气交换，此时青紫可不明显。以后随着动脉导管的逐渐关闭和肺动脉漏斗部狭窄逐渐加重，则青紫亦随之加重，并出现杵状指(趾)及红细胞代偿性增多。

2.临床表现

(1)症状：①青紫。此为法洛四联症的主要表现，其程度和出现的早晚取决于肺动脉狭窄的程度，多数患儿在生后2～3个月后皮肤黏膜逐渐出现青紫，多见于毛细血管丰富的浅表部位，如唇、球结合膜、耳垂、鼻尖、指(趾)甲床等处。②呼吸困难。因缺氧，活动耐力差，稍有体力活动或吃奶、哭闹、情绪激动时有气急、呼吸困难及青紫加重的表现。③蹲踞现象。多数患儿每于行走或游戏时常自行作蹲下休息片刻保护性体位，使缺氧症状暂时得以缓解(由于蹲踞时下肢屈曲，使下肢动脉受压，体循环阻力增加，左心室压力升高。同时下肢静脉亦受压，使静脉回心血量减少，减轻了右心负荷，右心室压力降低，使右向左分流量减少，从而使缺氧症状暂时得以缓解)。④脑缺氧及缺氧发作。年长儿常诉头昏、头痛或胸闷不适，与脑缺氧有关；婴儿常在吃奶或哭闹后突然出现阵发性呼吸困难，青紫加重，严重者可引起突然意识障碍、昏厥、抽搐，甚至死亡。这是由于在肺动脉漏斗部狭窄的基础上，突然发生该处肌部痉挛，引起一时性的肺动脉梗阻，使脑缺氧加重，酸中毒或情绪激动常为诱因。此外，因红细胞增加，血黏稠度高，血流速度变慢，易引起脑血栓。

(2)体征：①全身青紫，眼结合膜充血，体格发育落后，重者智力亦落后。②心前区隆起，心尖冲动在剑突处很清楚。③胸骨左缘第2～3肋间可听到Ⅱ～Ⅲ级粗糙的喷射性收缩期杂音(主要为肺动脉狭窄所致)，一般以第3肋间最响，常伴有震颤，其响度主要取决于肺动脉狭窄程度，漏斗部痉挛狭窄严重时，杂音可暂时消失。④肺动脉第二心音减弱，有时在肺动脉瓣区可听到来自右跨之主动脉的响亮而单一的第二心音。⑤杵状指(趾)为长期缺氧、毛细血管扩张、结缔组织增生所致。

法洛四联症常见的并发症为脑血栓、脑脓肿及亚急性细菌性心内膜炎。

3.辅助检查

(1)实验室检查:红细胞高达 $5\times10^{12}/L$ 以上,血红蛋白 150 g/L 以上,血细胞比容 60%~80%。

(2)X 线检查:心脏大小正常或轻度增大,典型者心脏呈“靴形”,即心尖上翘,肺动脉段凹陷,肺门影缩小,肺野清晰。若有侧支循环形成,在两肺野可呈现网状肺纹理。

(3)心电图检查:电轴右偏,右心室肥大,狭窄严重时往往出现心肌劳损,亦可有右心房肥大。

(4)超声心动图:M 型超声可见右心室壁增厚,主动脉根部内径增宽。二维超声可见主动脉右跨的程度,室间隔回声中断现象及右心室流出道狭窄。多普勒彩色血流显像可见右心室直接将血液注入骑跨的主动脉。

(5)心导管检查:①右心室压力明显增高,导管不易进入肺动脉,提示肺动脉狭窄较重,若能进入肺动脉,则可记录到肺动脉、右心室之间的压力阶差,可根据连续压力曲线的形态来判断狭窄的类型。②导管可直接插入主动脉或左心室。③股动脉血氧饱和度降低。

(五)肺动脉狭窄

肺动脉狭窄(PS)为无分流型先天性心脏病,按狭窄部位不同可分为肺动脉瓣狭窄、漏斗部狭窄(肺动脉瓣下狭窄)及肺动脉分支狭窄,其中以肺动脉瓣狭窄最常见(占本病的 85%~90%)。肺动脉瓣狭窄大多数单独存在,少数合并房间隔缺损等其他心血管畸形。

1.病理生理

由于肺动脉狭窄,右心排血受阻,右心室收缩期负荷过重,导致右心室压力增高和肥厚,右心室代偿失调,右心房压力及周围静脉压均增高,最后导致右心衰竭。若同时合并房间隔缺损或卵圆孔未闭,可产生右向左分流,则出现青紫,称为法洛三联症。

肺动脉主干往往有瓣膜狭窄后扩张,呈瘤形,这是由于血流经狭窄的瓣孔流出时,形成漩涡并撞击肺动脉壁。

2.临床表现

(1)症状:出现的早晚及轻重与肺动脉狭窄的程度有密切关系,轻者早期可无症状,生长发育正常,仅于体格检查时发现心脏杂音。有些患儿到青壮年期才出现疲劳、气短、心悸等症状。重者婴儿期即可出现右心功能不全及发绀,发绀的原因乃右心室、右心房压力增高,使卵圆孔开放,存在一定程度的右向左分流。

(2)体征:轻者发育正常。重者可有圆形脸,面颊红色,心前区隆起,搏动较强,可有抬举感。肺动脉瓣区可扪及收缩期震颤,亦可听到响亮的喷射性全收缩期杂音,可向颈部传导。杂音响度与狭窄程度有关,轻中度狭窄Ⅱ~Ⅳ级,重度狭窄可达Ⅴ级,但极重度杂音反而减弱。杂音的部位与狭窄类型有关,瓣膜型以第 2 肋间最响,漏斗型第 3、4 肋间最响。肺动脉瓣第二心音减低,常伴有分裂。轻、中度瓣膜型狭窄尚可听到收缩早期喷射音。因右心室肥大可致三尖瓣相对关闭不全而听到收缩期吹风样杂音。同时可有颈静脉怒张、肝大、下肢浮肿等右心衰竭表现。

肺动脉狭窄的常见并发症为心力衰竭。

3.辅助检查

(1)X 线检查:表现为肺纹理减少,肺野清晰。瓣膜型肺动脉段可有狭窄后扩张。根据狭窄的轻重,右心室有不同程度的增大,甚至右心房增大。

(2)心电图检查:有电轴右偏,右心室肥厚劳损,右束支不完全性传导阻滞,部分患儿有右心房肥大图形。

(3)超声心动图:右心室和右心房内径增宽,右心室前壁及室间隔增厚,中度以上狭窄可见肺动脉瓣于收缩期提前开放。扇形切面显像可见肺动脉瓣增厚,活动受限。漏斗部狭窄可见右心室流出道狭小。

(4)心导管检查:右心导管检查见右心室压力比肺动脉压力高 1.33~2.0 kPa(10~15 mmHg),根据从肺动脉到右心室连续压力曲线变化,可判断狭窄类型。当肺动脉瓣孔较小时,导管难以通过狭窄之瓣孔,也较危险,需依靠心血管造影明确诊断类型。

三、先天性心脏病的诊断步骤

先天性心脏病的诊断首先应确定有无先天性心脏病,其次应区分其类型。一般大部分常见的先天性心脏病在详细询问病史、仔细的体格检查的基础上配合 X 线、心电图及超声心动图检查,通过综合分析,即可做出初步诊断。

(一)确定有无先天性心脏病

小儿若出现下列情况,应想到先天性心脏病的可能性:①婴儿期喂养困难,吸吮数日即停歇、气促、体重不增及瘦小、多汗等。②自幼有潜伏青紫或持续青紫,常患肺炎或心功能不全等。③声音嘶哑、蹲踞和晕厥发作等。④年长儿不爱活动,活动后心悸、气促、咳嗽等。⑤小儿有其他部位畸形。若同时发现心脏有典型的器质性杂音或有心脏扩大,即可初步诊断有先天性心血管畸形。其中杂音极为重要,一般 3 岁以前发现的器质性杂音多为先天性心脏病,3、4 岁以后才出现的心脏杂音,则有可能是功能性或获得性,需注意加以鉴别。

个别新生儿可听到心脏杂音,但不一定是先天性心脏病,需要定期随诊,若在 6 个月以后逐渐消失,则可能为低位室间隔缺损自然闭合。有少数婴儿虽听不到心脏杂音,但若经常出现青紫或心脏扩大,易患肺炎及反复心功能不全,仍应考虑先天性心血管畸形的可能性。

(二)常见先天性心脏病的鉴别

如患儿从小就有持续青紫,很有可能为右向左分流型;如无青紫则考虑为左向右分流型或无分流型。然后再根据症状、体征,配合 X 线、心电图及超声心动图检查等资料,结合各类畸形血流动力学改变的共性及各自特点,通过综合分析、鉴别,即可得出比较明确的诊断。例如左向右分流型的共同特点是:①一般情况下,无青紫,当哭闹、患肺炎或心功能不全时,右心压力高于左心时,即可出现青紫。②胸骨左缘第 2~4 肋间有粗糙的收缩期杂音,肺动脉瓣第二心音亢进。③X 线检查示肺血流增多,可有肺门血管影增粗。④体循环血流量减少,影响生长发育。然而它们又有各自的特点。至于无分流的肺动脉狭窄,表现虽然与上述一类心脏病有些相似,如同样无青紫及位于胸骨左缘的响亮杂音,但肺动脉瓣第二心音减弱和肺野清晰可鉴别。

四、先天性心脏病的治疗

(一)内科治疗

1.一般治疗

其目的是维持患儿一般健康状态,给予保健指导,适当安排能胜任的活动,以增强体质并按时进行预防注射。定期复查，防治并发症，维持到适宜年龄进行手术。

2.防治心力衰竭

日常限制活动，一旦出现心力衰竭则应用洋地黄制剂，如果心力衰竭不能控制应及时进行手术治疗。

3.控制感染

合并感染是先天性心脏病患儿死亡的主要原因，应积极防治呼吸道感染。其他慢性感染病灶也应及时防治，以免发生亚急性细菌性心内膜炎。

4.右向左分流型(青紫型)

先天性心脏病患儿因血液黏稠，要预防脱水(尤其是在夏季或腹泻时)，以防脑血栓、脑脓肿的发生。法洛四联症因脑缺氧而致昏厥、抽搐时可用普萘洛尔每次 0.1 mg/kg 加于 5%～10% 葡萄糖 10～20 mL，5～10 min 静脉注射。

5.新生儿早期或早产儿动脉导管未闭

可试用吲哚美辛，有可能促使动脉导管关闭。

(二)外科治疗

分流量小、无症状的先天性心脏病，不一定需要手术治疗。常见的左向右分流型和无分流型先天性心脏病大部分已能施行根治手术，效果较好，但发展至梗阻型肺动脉高压伴右向左分流者不宜手术。随着外科手术的进展，过去比较难治的先天性心脏病的手术成功率也正在不断提高。常见的先天性心脏病适宜手术治疗的年龄如下。

1.房、室间隔缺损

缺损较大将影响生长发育，要及时行缺损修补手术，手术适宜年龄为 4～5 岁。

2.动脉导管未闭

手术简单安全，可行手术结扎或切除导管即可根治，过去认为学龄前手术较合适，现主张早期手术。如症状严重，出现心功能不全，可提前于任何年龄进行手术。

3.法洛四联症

可做姑息手术或根治术，手术年龄以 5～6 岁为宜，随外科手术的进展，成功率也在不断提高。

4.肺动脉狭窄

中度、重度的肺动脉狭窄患者，首先应用经皮球囊导管扩张术使狭窄的瓣膜扩张开，多数可获得满意疗效，即使在婴儿期亦可采用，但远期疗效尚待进一步观察。漏斗部有狭窄者，则宜在直视下手术解除狭窄。

第二节 病毒性心肌炎

病毒性心肌炎是病毒侵犯心脏所致的以心肌炎性病变为主要表现的疾病，可伴有心包或心内膜炎症改变。近年来国内发病有增多趋势，是小儿常见的心脏疾患。本病临床表现轻重不一，预后大多良好，少数可发生心力衰竭、心源性休克，甚至猝死。

一、病因

近年来动物实验及临床观察表明，可引起心肌炎的病毒有20余种，其中以柯萨奇病毒B组(1～6型)最常见。另外，柯萨奇病毒A组、埃可病毒、脊髓灰质炎病毒、腺病毒、传染性肝炎病毒、流感病毒和副流感病毒、麻疹病毒、单纯疱疹病毒及流行性腮腺炎病毒等也可引起本病。

二、发病机制

本病的发病机制尚不完全清楚。一般认为与病毒直接侵犯心脏和免疫反应有关。①疾病早期，病毒及其毒素可经血液循环直接侵犯心肌细胞，产生变性、坏死。临床上可从心肌炎患者的鼻咽分泌物或粪便中分离出病毒，并在恢复期血清中检出相应的病毒中和抗体4倍以上；从心肌炎死亡病例的心肌组织中可直接分离出病毒，用荧光抗体染色技术可在心肌组织中找到特异性病毒抗原，电镜检查可发现心肌细胞有病毒颗粒。这些均强有力地支持病毒直接侵犯心脏的学说。②病毒感染后可通过免疫反应造成心肌损伤。临床观察，往往在病毒感染后经过一定潜伏期才出现心脏受累征象，符合变态反应规律。患者血清中可测到抗心肌抗体增加。部分患者表现为慢性心肌炎，部分可转成扩张性心肌病，符合自身免疫反应。尸体解剖病例免疫荧光检查在心肌组织中有免疫球蛋白(IgG)及补体沉积。以上现象说明本病的发病机制中还有变态反应或自身免疫参与。

三、临床表现

发病前1～3周常有呼吸道或消化道病毒感染史，患者多有轻重不等的前驱症状，如发热、咽痛、肌痛等。

临床表现轻重不一，轻型患儿一般无明显自觉症状，仅表现为心电图异常，可见期前收缩或ST-T改变。心肌受累明显时，可有心前区不适、胸闷、气短、心悸、头晕及乏力等症状，心脏有轻度扩大，伴心动过速、心音低钝或奔马律，心电图可出现频发期前收缩、阵发性心动过速或Ⅱ度以上房室传导阻滞，可导致心力衰竭及昏厥等。反复心衰者，心脏明显扩大，可并发严重心律失常。重症患儿可突然发生心源性休克，表现为烦躁不安、面色苍白、皮肤发花，四肢湿冷、末梢发绀、脉搏细弱、血压下降等，可在数小时或数天内死亡。

体征主要为心尖区第一心音低钝，心动过速，部分有奔马律，一般无明显器质性杂音，伴心包炎者可听到心包摩擦音，心界扩大。危重病例可有脉搏微弱、血压下降、两肺出现啰音及肝脏肿大，提示循环衰竭。

四、辅助检查

(一)心电图检查

常有以下几种改变：①ST段偏移，T波低平、双向或倒置。②QRS低电压。③房室传导阻滞或窦房传导阻滞、束支传导阻滞。④各种期前收缩，以室性期前收缩最常见，也可见阵发性心动过速、房性扑动等。

(二)X线检查

轻者心脏大小正常，重者心脏向两侧扩大，以左侧为主，搏动减弱，可有肺淤血或肺水肿。

(三)心肌酶测定

血清肌酸磷酸激酶(CK)早期多有增高，其中以来自心肌的同工酶(CK-MB)特异性强，且较敏感。血清谷草转氨酶(AST)、d-羟丁酸脱氢酶(d-HBDH)、乳酸脱氢酶(LDH)在急性期也可升高，但恢复较快，其中乳酸脱氢酶特异性较差。

(四)病原学诊断

疾病早期可从咽拭子、咽冲洗液、粪便、血液、心包积液中分离出病毒，但需结合血清抗体测定才有意义。恢复期血清抗体滴度比急性期增高4倍以上或病程早期血中特异性IgM抗体滴度在1∶128以上均有诊断意义。应用聚合酶链反应(PCR)或病毒核酸探针原位杂交法自血液中查到病毒核酸可作为某一型病毒存在的依据。

五、诊断

(一)临床诊断依据

(1)心功能不全、心源性休克或心脑综合征。

(2)心脏扩大(X线、超声心动图检查具有表现之一)。

(3)心电图改变：以R波为主的2个或2个以上主要导联(Ⅰ、Ⅱ、aVF、V_5)ST-T改变持续4周以上伴动态变化，出现窦房、房室传导阻滞，完全性右束支或左束支传导阻滞，成联律、多形、多源、成对或并行期前收缩，非房室结及房室折返引起的异位心动过速，低电压(新生儿除外)及异常Q波。

(4)血清CK-MB升高或心肌肌钙蛋白(cTnl或cTnT)阳性。

(二)病原学诊断依据

1.确诊指标

自患儿心内膜、心肌、心包(活检、病理)或心包穿刺液中发现以下之一者可确诊为病毒性心肌炎：①分离出病毒。②用病毒核酸探针查到病毒核酸。③特异性病毒抗体阳性。

2.参考指标

有以下之一者结合临床可考虑心肌炎系病毒引起。①自患儿粪便、咽拭子或血液中分离到病毒，且恢复期血清同型抗体滴度较第1份血清升高或降低4倍以上。②病程早期患儿血清型特异性IgM抗体阳性。③用病毒核酸探针自患儿血中查到病毒核酸。

如具备临床诊断依据2项，可临床诊断。发病同时或发病前2～3周有病毒感染的证据支持诊断。①同时具备病原学确诊依据之一者，可确诊为病毒性心肌炎。②具备病原学参考依据之一者，可临床诊断为病毒性心肌炎。③凡不具备确诊依据，应给予必要的治疗或随诊，根据病情变化，确诊或排除心肌炎。④应排除风湿性心肌炎、中毒性心肌炎、先天性心脏病、结缔组织病以及代谢性疾病的心肌损害、甲状腺功能亢进症、原发性心肌病、原发性心内膜弹力纤维增生症、先天性房室传导阻滞、心脏自主神经功能异常、β受体功能亢进及药物引起的心电图改变。

六、治疗

本病目前尚无特效疗法,可结合病情选择下列处理措施。

(一)休息

急性期至少应休息到热退后3～4周,有心功能不全及心脏扩大者应绝对卧床休息,以减轻心脏负担。

(二)营养心肌及改善心肌代谢药物

1.大剂量维生素C和能量合剂

维生素C能清除氧自由基,增加冠状动脉血流量,增加心肌对葡萄糖的利用及糖原合成,改善心肌代谢,有利于心肌炎恢复,一般每次将100～150 mg/kg加入10%葡萄糖液静脉滴注,1次/天,连用15天。能量合剂有加强心肌营养、改善心肌功能的作用,常将三磷腺苷(ATP)、辅酶A、维生素B_6与维生素C加入10%葡萄糖液中一同静脉滴注。因ATP能抑制窦房结的自律性,抑制房室传导,故心动过缓、房室传导阻滞时禁用。

2.辅酶Q_{10}

辅酶Q_{10}有保护心肌作用,每次10 mg,3岁以下1次/天,3岁以上2次/天,肥胖年长儿3次/天,疗程3个月。部分患者长期服用可致皮疹,停药后可消失。

3.1,6-二磷酸果糖(FDP)

FDP是一种有效的心肌代谢酶活性剂,有明显保护心肌代谢作用。150～250 mg/(kg·d)静脉滴注,1次/天,10～15天为1个疗程。

(三)维生素E

维生素E为抗氧化剂,小剂量短疗程应用,每次5 mg,3岁以下1次/天,3岁以上2次/天,疗程1个月。

(四)抗生素

急性期应用青霉素清除体内潜在细菌感染病灶,20万U/(kg·d)静脉滴注,疗程7～10天。

(五)肾上腺皮质激素

在病程早期(2周内),一般病例及轻型病例不主张应用,因其可抑制体内干扰素的合成,促进病毒增殖及病变加剧。对合并心源性休克、心功能不全、心脏明显扩大、严重心律失常(高度房室传导阻滞、室性心动过速)等重症病例仍需应用,有抗感染、抗休克作用,可用地塞米松0.2～1 mg/kg或氢化可的松15～20 mg/kg静脉滴注,症状减轻后改用泼尼松口服,1～1.5 mg/(kg·d),逐渐减量停药,疗程3～4周。对常规治疗后心肌酶持续不降的病例可试用小剂量泼尼松治疗,0.5～1 mg/(kg·d),每2周减量1次,共6周。

(六)积极控制心力衰竭

由于心肌炎患者对洋地黄制剂极为敏感,易出现中毒现象,故多选用快速或中速制剂,如毛花苷或地高辛等,剂量应偏小,饱和量一般用常规量的1/2～2/3,洋地黄化量时间不能短于24 h,并需注意补充氯化钾,因低钾时易发生洋地黄中毒和心律失常。

(七)抢救心源性休克

静脉推注大剂量地塞米松 0.5～1 mg/kg 或大剂量维生素 C 200～300 mg/kg 常可获得较好的效果。及时应用血管活性药物,如多巴胺[1 mg/kg 加入葡萄糖液中用微泵 3～4 h 内输完,相当于 5～8 mg/(kg·min)]、间羟胺等可加强心肌收缩力、维持血压及改善微循环。持续氧气吸入,烦躁者给予苯巴比妥、地西泮或水合氯醛等镇静剂。适当输液,维持血液循环。

(八)纠正心律失常

对严重心律失常除上述治疗外,应针对不同情况及时处理。①房性或室性期前收缩:可口服普罗帕酮每次 5～7 mg/kg,每隔 6～8 h 服用 1 次,足量用 2～4 周。无效者可选用胺碘酮,5～10 mg/(kg·d),分 3 次口服。②室上性心动过速:普罗帕酮每次 1～1.5 mg/kg 加入葡萄糖液中缓慢静脉推注,无效者 10～15 min 后可重复应用,总量不超过 5 mg/kg。③室性心动过速:多采用利多卡因静脉滴注或推注,每次 0.5～1.0 mg/kg,10～30 min 后可重复使用,总量不超过 5 mg/kg。对病情危重,药物治疗无效者,可采用同步直流电击复律。④房室传导阻滞:可应用肾上腺素消除局部水肿,改善传导功能,地塞米松 0.2～0.5 mg/kg,静注或静滴。心率慢者口服山莨菪碱(654-2)、阿托品或静脉注射异丙肾上腺素。

第三节　感染性心内膜炎

一、病因及发病机制

(一)病因

1.心脏的原发病变

感染性心内膜炎患儿中绝大多数均有原发性心脏病,其中以先天性心脏病最为多见。室间隔缺损最易罹患心内膜炎,其他依次为法洛四联症、主动脉瓣狭窄、主动脉瓣二叶畸形、动脉导管未闭、肺动脉瓣狭窄等。后天性心脏病中,风湿性瓣膜病占 14%,通常为主动脉瓣及二尖瓣关闭不全。二尖瓣脱垂综合征也可并发感染性心内膜炎。发生心内膜炎的心脏病变常因心室或血管内有较大的压力阶差,产生高速的血液激流,而经常冲击心膜面使之遭受损伤。心内膜下胶原组织暴露,血小板及纤维蛋白在此凝聚、沉积,形成无菌性赘生物。当菌血症时,细菌在上述部位黏附、定居并繁殖,形成有菌赘物,受累部位多在压力低的一例,如室间隔缺损感染性赘生物在缺损的右缘,三尖瓣的隔叶与肺动脉瓣、动脉导管未闭在肺动脉侧,主动脉关闭不全在左心室等。约 8%患儿无原发性心脏病变,通常由毒力较强的细菌或真菌感染引起,如金黄色葡萄球菌、念珠菌等,见于 2 岁以下婴儿及长期应用免疫抑制剂者。

2.病原体

过去以溶血性链球菌最多见,约占半数以上。近年来,葡萄球菌有增多趋势;其次为肠球菌、肺炎双球菌、乙型溶血性链球菌,还有大肠杆菌、绿脓杆菌及嗜血杆菌。真菌性心内膜炎的病原体以念珠菌属、曲霉菌属及组织胞浆菌属较多见。人工瓣膜及静脉注射麻醉剂的药瘾者,以金黄色葡萄球菌、绿脓杆菌及念珠菌感染多见。

3.致病因素

约1/3患儿病史中可追查到致病因素，主要为纠治牙病及扁桃体摘除术。口腔及上呼吸道手术后发生的心内膜炎多为溶血性链球菌感染；脓皮病、甲骺炎、导管检查及心脏手术之后的心内膜炎，常为金黄色葡萄球菌或白色葡萄球菌感染；而肠道手术后的心内膜炎，则多为肠球菌或大肠杆菌感染。

(二)发病机制

1.喷射和文丘里效应

机械和流体力学原理在发病机制中似乎很重要。实验证明，将细菌气溶胶通过文丘里管喷至气流中，可见高压源将感染性液体推向低压槽中，形成具有特征性的菌落分布。在喷出高压源小孔后的低压槽中总是出现最大的沉淀环。这一模型有助于解释发生在不同心瓣膜和室间隔的病损分布，亦可解释二尖瓣关闭不全发生感染性心内膜炎时，瓣膜心房面邻近部位的特征性改变。当血流从左心室通过关闭不全的二尖瓣膜时，可发生文丘里效应，即血流通过狭窄的瓣膜孔后，压强降低，射流两侧产生涡流，悬浮物沉积两侧，使心房壁受到损害。主动脉瓣关闭不全时赘生物易发生在主动脉小叶心室面或腱索处。小型室内隔缺损，损害常发生右心室面缺损处周围或与缺损相对的心室壁，后者为高速血流喷射冲击引起的损伤。其他，如三尖瓣关闭不全、动静脉瘘、动脉导管未闭亦可根据文丘里效应预测其心内膜受损的部位。心脏先天性缺损血液分流量小或充血性心衰时，因缺损两侧压力阶差不大，故不易发生心内膜炎，这可能就是为什么单纯性房间隔缺损罕见心内膜炎，而小型室间隔缺损较易发生。

2.血小板-纤维素栓

喷射和文丘里效应损伤心脏心内膜面。在此基础上发生血小板-纤维素栓，而形成无菌性赘生物。

3.菌血症和凝集抗体

正常人可发生一过性菌血症，多无临床意义。但当侵入细菌的侵袭力强，如有循环抗体凝集素，则可有大量细菌黏附于已有的血小板-纤维素血栓上定居、繁殖，即可发病。

4.免疫学因素

感染性心内膜炎的发病与免疫学因素有关。许多感染性心内膜患者血液中IgG、IgM、巨球蛋白、冷球蛋白升高，类风湿因子阳性。肾脏损害、动脉内膜炎均支持免疫发病机制。有人对该症的瘀血、条纹状出血、皮下小结做镜检，发现血管周围有细胞浸润及其他血管炎的表现。认为可能为过敏性血管炎。

二、临床表现及辅助检查

(一)临床表现

1.病史

大多数患者有器质性心脏病，部分患者发病前有龋齿、扁桃体炎、静脉插管或心内手术史。

2.临床症状

可归纳为3方面：①全身感染症状。②心脏症状。③栓塞及血管症状。

(1)一般起病缓慢,开始时仅有不规则发热,患者逐渐感觉疲乏、食欲减退,体重减轻,关节痛及肤色苍白。病情进展较慢,数日或数周后出现栓塞征象,瘀点见于皮肤与黏膜,指甲下偶尔见线状出血,或偶尔在指(趾)的腹面皮下组织发生小动脉血栓,可摸到隆起的紫红色小结节,略有触痛,称欧氏小结。病程较长者则见杵状指(趾),故非青紫型先天性心脏病患儿出现杵状指(趾)时,应考虑本病。

(2)心脏方面若原有杂音的,其性质可因心瓣膜的赘生物而有所改变,变为较响较粗;原无杂音者此时可出现杂音,杂音特征为乐音性且易多变。约一半患儿由于心瓣膜病变、中毒性心肌炎、心肌脓肿等而发生充血性心力衰竭。

(3)其他症状:视栓塞累及的器官而异,一般为脾脏增大、腹痛、便血、血尿等,脾增大有时很显著,但肝的增大则不明显。并发先天性心脏病时,容易发生肺栓塞,则有胸部剧痛、频咳与咯血,叩诊有实音或浊音,听诊时呼吸音减弱,需与肺炎鉴别。往往出现胸腔积液,可呈血色,并在短期内屡次发作上述肺部症状,约30%患者发生脑动脉栓塞,出现头痛、呕吐,甚至偏瘫、失语、抽搐及昏迷等。由脑栓塞引起的脑膜炎,脑脊液细菌培养往往阴性,糖及氯化物也可正常,与结核性或病毒性脑膜炎要仔细鉴别。神经症状的出现一般表示患者垂危。

(4)毒力较强的病原菌,如金黄色葡萄球菌,起病多急骤,有寒战、高热、盗汗及虚弱等全身症状,以脓毒败血症为主;肝、肾、脾、脑及深部组织可发生脓疡,或并发肺炎、心包炎、脑膜炎、腹膜炎及骨髓炎等,累及心瓣膜时可出现心杂音、心脏扩大及充血性心力衰竭,栓塞现象较多见。病情进展急剧时,可在数日或数周危及生命。如早期抢救,可在数周内恢复健康。心瓣膜损伤严重者,恢复后可遗留慢性心脏瓣膜病。

(二)辅助检查

1.一般血液检查

常见的血象为进行性贫血与白细胞增多,中性粒细胞升高。血沉增快,C反应蛋白阳性。血清球蛋白常常增多,甚至清蛋白、球蛋白比例倒置,免疫球蛋白升高,循环免疫复合物及类风湿因子阳性。

2.血培养

血培养是确诊的关键,对疑诊者不应急于用药,宜于早期重复地做血培养,并保留标本至2周之久,从而提高培养的阳性率,并做药敏试验。有人认为,在体温上升前1～2 h,10～15 min采血1次,连续6次,1～2天内多次血培养的阳性率较分散于数日做血培养高。血培养阳性率可达90%,如已用抗生素治疗,宜停用抗生素3天后采取血标本做培养。

3.超声心动图

能检出赘生物的额外回波,大于2 mm的赘生物可被检出。应用M型超声心动图仪或心脏超声切面实时显像可探查赘生物的大小及有关瓣膜的功能状态,后者显示更佳。超声检查为无害性方法,可重复检查,观察赘生物大小及瓣膜功能的动态变化,了解瓣膜损害程度,对决定是否做换瓣手术有参考价值。依据以上临床表现,实验室检查栓塞现象和血培养阳性者即可确诊。

三、治疗

（一）抗生素

应争取及早应用大剂量抗生素治疗，不可因等待血培养结果而延期治疗，但在治疗之前必先做几次血培养，因培养出的病原菌及其药物敏感试验的结果，对选用抗生素及剂量有指导意义。抗生素选用杀菌力强的，两种抗生素联合使用，一般疗程为 4～6 周。对不同的病原菌感染应选用不同的抗生素，参考如下。

1.溶血性链球菌

首选青霉素 G 20 万～30 万 U/(kg·d)，最大量 2 000 万 U/d，分 4 次静脉滴注，6 h 1 次，疗程 4～6 周。并加用庆大霉素 4～6 mg/(kg·d)，静脉滴注，8 h 1 次，疗程 2 周。疗效不佳，可于 5～7 天后加大青霉素用量。对青霉素过敏者，可换用头孢菌素类或万古霉素。

2.金黄色葡萄球菌

对青霉素敏感者选用青霉素 2 000 万 U/d，加庆大霉素，用法同溶血性链球菌治疗，青霉素疗程 6～8 周。耐药者用青霉素 B 或新青霉素Ⅲ 200～300 mg/(kg·d)，分 4 次静脉滴注，6 h 1 次，疗程 6～8 周，加用庆大霉素静脉滴注 2 周。或再加利福平口服 15～30 mg/(kg·d)，分 2 次，疗程 6 周。治疗不满意或对青霉素过敏者可用头孢菌素类，选用头孢菌素Ⅰ（头孢噻吩）、头孢菌素Ⅴ（头孢唑啉）或头孢菌素Ⅳ（头孢拉定）200 mg/(kg·d)，分 4 次，每 6 h 静脉滴注，疗程 6～9 周，或用万古霉素 40～60 mg/(kg·d)，每日总量不超过 2 g，8～12 h 1 次，分 2～3 次静脉滴注，疗程 6～8 周。表皮葡萄球菌感染治疗同金黄色葡萄球菌。

3.革兰阴性杆菌或大肠杆菌

用氨苄西林 300 mg/(kg·d)，分 4 次静脉滴注，6 h 1 次，疗程 4～6 周；或用第 2 代头孢菌素类，选用头孢哌酮或头孢噻肟二嗪 200 mg/(kg·d)，分 4 次静脉滴注，6 h 1 次；可分 2 次注射，疗程 4～6 周。并加用庆大霉素 2 周，绿脓杆菌感染也可加用羟苄西林 200～400 mg/(kg·d)，分 4 次静脉滴注。

4.肠球菌

用青霉素 2 000 万 U/d，或氨苄西林 300 mg/(kg·d)，分 4 次，静脉滴注，6 h 1 次，疗程 6～8 周，并加用庆大霉素。对青霉素过敏者，可换用万古霉素或头孢菌素类。

5.真菌

用两性霉素 B，开始用量 0.1～0.25 mg/(kg·d)，以后每日逐渐增加 1 mg/(kg·d)，静脉滴注 1 次。可合用 5-氟胞嘧啶 50～150 mg/(kg·d)，分 3～4 次服用。

6.病菌不明或术后者

用新青霉素Ⅲ加氨苄西林及庆大霉素，或头孢菌素类，或用万古霉素。

（二）其他治疗

其他治疗包括休息、营养丰富的饮食、铁剂等，必要时可输血。并发心力衰竭时，应用洋地黄等；并发动脉导管未闭的感染性动脉内膜炎病例，经抗生素治疗仍难以控制者，手术矫正畸形后，继续抗生素治疗常可迅速控制并发动脉内膜炎。

在治疗过程中，发热先退，自觉症状好转，瘀斑消退，尿中红细胞消失较慢，约需 1 个月或更久。白细胞恢复也较慢，血沉恢复需 1.5 个月左右。

终止治疗的依据为：体温、脉搏正常；自觉情况良好；体重增加；栓塞现象消失；血象及血沉恢复正常等，如血培养阴性，则更可靠。停止治疗后，应随访 2 年，以便对复发者及时治疗。

第四节　急性心包炎

急性心包炎常为全身性疾病的一部分。在新生儿期，急性心包炎的主要原发病为败血症，在婴幼儿期常为肺炎、脓胸，但也以败血症为多。4～5 岁以上儿童多数为风湿热、结核病及化脓感染。致病的化脓性细菌中以葡萄球菌为多见，肺炎球菌、链球菌、大肠杆菌也较常见。病毒性心包炎，亦称特发性心包炎，多见于儿童，引起的病毒有柯萨奇 B 组病毒、流感病毒、腺病毒、乙型肝炎病毒及传染性单核细胞增多症病毒等。偶尔见组织胞浆菌病可致此症，以后转为缩窄性心包炎。有时并发风湿热类风湿病及其他结缔组织病、白血病、恶性淋巴瘤、尿毒症、肺吸虫病、局部创伤、食管异物或心脏附近器官疾病。

一、病因及发病机制

根据病理变化可分为纤维蛋白性心包炎及渗液性心包炎。渗液可为浆液纤维蛋白性、浆液血性、出血性或化脓性等，心包的脏层及壁层上出现纤维蛋白沉着，状似绒毛，并有由纤维蛋白、白细胞及少许内皮细胞组成的渗出物。此渗出物可局限于一处，或布满整个心脏表面。风湿性心包炎产生稀薄渗出液，含有纤维素和白细胞，此液常被吸收。渗出物浓厚时，可留下疏松的粘连。由化脓性细菌感染者，心包积贮脓液，其中含纤维素、多形核白细胞、红细胞及病原菌。结核性心包炎的早期见小量浆液或血性渗出液，有时很快产生大量，如不及早治疗，常引起广泛粘连。病毒性心包炎常同时有心肌炎，心包渗出液较少，一般不形成缩窄性心包炎，少数病例也可发展成缩窄性心包炎。

正常心包腔压力与胸膜腔压力一致，吸气时为负压，呼气时为正压。正常小儿心包腔内有 10～15 mL 液体。随着心包内积液增加，心包腔压力升高。急性心包炎对循环功能的影响，主要取决于心肌功能和心包渗出液的容量及发生的快慢。如心肌功能不好，同时又急骤发生 100～200 mL 的心包积液，便可引起严重的循环衰竭，风湿性心包炎病例中常有此种情况。反之，如心肌正常，心包液体发生缓慢，即使有数百毫升的心包积液，循环功能可无明显改变。在快速发生大量心包积液时，即使心肌正常，也可导致循环衰竭。

大量心包积液可引起心脏压塞。由于心包内液体聚积，心包内的压力增加，使心室在舒张期不能充分扩张，心室充盈不足，每搏心输出量减少。如每搏心输出量进一步减少，导致收缩压下降，末梢血管收缩，使舒张压上升，脉压变小。另一方面，由于心包内压力增加，使静脉血液回流至右心受阻，故静脉压升高。如心包积液积聚极快，引起急性心脏压塞、每搏心输出量急骤减少，可发生心源性休克；如渗液积聚较慢，引起亚急性或慢性心脏压塞，则出现颈静脉怒张、肝大、水肿及奇脉等症状。

二、临床表现及辅助检查

(一)临床表现

(1)较大儿童可自诉心前区刺痛或压迫感,平卧时加重,坐起或前俯位可减轻。疼痛可向肩背及腹部放射。婴儿则表现为烦躁不安。心包炎通常为某些全身性疾病的一种表现。可见原发病症状的恶化,常有呼吸困难、咳嗽、发热等。

(2)最重要的体征为心包摩擦音,在整个心前区均可听到,以胸骨左缘下端最为清楚。其特点为声音粗糙,似于耳际皮革摩擦声,和心音一致而与呼吸的节律无关。摩擦音来去不定,较常出现于疾病初期,当心包积液增多时消失。但在结核病例中,虽心包膜已有大量渗液,摩擦音有时还继续存在。

(3)心包腔渗液的症状为晕眩、气促与气闷,有大量积液时可压迫食管或喉返神经,引起吞咽困难与失声。体征方面为心尖冲动微弱或消失,心界扩大,卧位时与端坐时右第 2 至第 3 肋间的心浊音区大小不同(卧位时扩大),心音遥远。在左肩胛骨角下与胸椎之间,叩诊可得浊音,听诊可闻管状呼吸音与捻发音(Ewan 征),因大量心包积液压迫左肺下叶,产生肺不张,引起肝脏肿大,可见腹水及下肢浮肿。

(4)心包积液骤升或过多时,出现心脏压塞,患者呈急性重病容,如呼吸困难、心率加快、发绀、动脉压下降、脉压变小、静脉压升高、颈静脉怒张、心界扩大、心搏消失、心音遥远。吸气时脉搏幅度减弱,即所谓奇脉。奇脉为心脏压塞重要体征之一,用血压计检查较为可靠。首先测量正常呼气时的收缩压,然后使气囊缓慢放气,血压计水银柱随之下降,直至吸气相至呼气相均可听到声音,再记录此收缩压,两次收缩压之差即反映奇脉的程度。正常人吸气时收缩压轻度下降,两者之差不超过 1.3 kPa(10 mmHg),超过 1.3 kPa(10 mmHg)即为奇脉。发生奇脉的机制为吸气时胸腔内压力降低,右心回流增加而左心室充盈降低,右心室充盈增加,使室间隔向后移位,从而限制左心室充盈;另外,吸气时胸腔内压力降低,血流相对较易流入顺应性较大的肺静脉,血流暂时滞留在肺静脉,因此左心室充盈减少。在心律失常及低血压时,奇脉往往不明显。肺气肿、哮喘及应用正压辅助呼吸器的患儿亦可出现奇脉。如迅速发生大量心包积液而使心排血量急剧下降时,可导致心源性休克。如心包积液缓慢发生,则肝大、浮肿及腹水较为明显。

(二)辅助检查

1.X 线检查

心影呈梨形或烧瓶状,左、右心缘消失,腔静脉影增宽。卧位与立位心影差异显著,卧位时心底部变宽为心包积液的另一指征。透视下心搏减弱或消失。肺野大多清晰,可伴右胸腔积液。心包积液时,心影于短期(1～4 周)内迅速增大,与其他心脏病之心影逐渐增大不同。

2.心电图检查

急性心包炎时由于心包积液及心外膜下心肌损伤,故产生多种心电图改变,前者发生 QRS 低电压,后者引起 ST 段及 T 波的改变。连续观察心电图可看到以下 ST-T 演变的过程:①起病初始出现 ST 段抬高,除 aVR 及 V_1 导联外,其余各导联 ST 段均呈弓背向下型上升,持续数天即恢复。②ST 段恢复到基线,T 波普遍性低平。③T 波由平坦变倒置,可持续数周或数月之久。

3.超声心电图检查

超声心动图检查对心包积液的诊断有很重要价值。此法操作简便，诊断迅速，无创伤，可重复检查。它不仅能探知有无心包积液，而且能判断积液量多少。心包积液时，在左心室后壁心外膜和心包之间及右心室前壁与胸壁之间出现无回波区。少量积液时，表现为左心室后壁心外膜与心包间无回波区；心包积液增多时，则左心室后壁心外膜与心包之间无回波区增宽，而且在右心室前壁与胸壁之间也出现无回波区。由于心包积液，心脏活动失去限制，产生心脏摇摆现象，使右心室前壁、室间隔及左心室后壁随心动周期出现异常运动或运动幅度增大，并有假性二尖瓣脱垂征。大量积液时心内结构常不能清楚显示。于心脏收缩时，心尖上抬，声束穿过心尖产生回波；在心脏舒张时，心尖离开声束，则只见无回声区。

4.心包穿刺

经检查提示有心包积液时，可进行心包穿刺，其目的是了解渗液的性质及致病菌。解除心脏压塞及治疗化脓性心包炎时，可局部注射抗生素和引流，心包穿刺有一定危险性，可误穿心脏引起心包积血，发生心脏压塞。为避免损伤心肌，心包穿刺可在心电图监测下进行，穿刺针与心电图机的胸导联线相连接，如针头刺伤右心室壁，则出现急性 ST 段抬高及室性期前收缩，应将穿刺针退出少许，偶尔针头刺伤右心房壁则出现 P-R 段升高。

三、诊断及鉴别诊断

（一）诊断

依据临床表现和辅助检查即可诊断，但要注意鉴别诊断。

（二）鉴别诊断

（1）急性心包炎与急性心肌炎在小儿病例中鉴别比较困难，因两者的临床症状、X 线及心电图表现均相似，但如出现心包摩擦音及奇脉，则有利于心包炎的诊断。超声心动图检查也有参考价值，即心包积液时可有无回波区，心肌炎则无。心脏血流扫描检查，如为心包积液，则 Q 值在 0.75 以下，心肌炎时 Q 值在 0.80 以上，可鉴别。

（2）纵隔肿瘤：如恶性淋巴瘤或畸胎瘤等，可压迫上腔静脉、气管或支气管等，出现颈静脉怒张及呼吸困难等症状，有时误认为心包积液，但 X 线检查可见结节状肿瘤，心脏搏动正常。至于心包积液与胸腔积液的鉴别，则主要依靠 X 线透视及摄片。

（3）应注意鉴别各种急性心包炎。发生于结核病小儿的渗出性心包炎，一般先考虑为结核性，心内膜不被波及，听不到杂音，常产生较大量浑浊的黄色或血样渗液，反之，风湿性心包炎伴有心肌炎症状，可听到器质性心脏杂音，渗液量较少，一般无需心包穿刺。化脓性心包炎不但有心包积液的症状，而且引起严重的全身脓毒症状，或并发于肺炎、脓胸。宜做血培养以证实败血症，便于选择适宜的抗生素。此外，急性病毒性心包炎，通常与病毒感染同时发生。引起的病毒有柯萨奇病毒、流感病毒、埃可病毒及腺病毒等。可为病毒直接感染心包或机体对病毒感染的免疫反应，可同时累及心肌发生心包炎、心肌炎，以发热、心前区疼痛及呼吸困难为主要症状，常伴有心包摩擦音，心包积液的症状不明显。本病为自限性，病程数月，预后较好，极少数病例仍可复发，病程迁延数月或 1～2 年，皮质类固醇治疗，多数恢复，极少形成缩窄性心肌炎。在心包损伤或心包切开术后 1～2 周，部分患者发生心包损伤后综合征，患者出现心前区疼痛、发热、心包摩擦音，个别病例发生心脏压塞。其发病机制可能为机体对损伤的心包膜发生免疫反应，多数患者血清出现抗心肌抗体。少数特异病毒抗体滴度升高，而认为本病系在心包创伤的条件下，潜伏在机体内的病毒引起了心包感染。应用阿司匹林治疗 1～3 个月，可逐渐恢复，偶尔个别有 1 年后复发。

尿毒症性心包炎为尿毒症患者的临终表现。

四、治疗

(1)针对病因进行治疗。患者应卧床休息，呼吸困难时采取半卧位并供氧，胸痛应予对症治疗，可用阿司匹林、磷酸可待因，必要时可注射哌替啶或吗啡。

(2)对化脓性心包炎宜及早应用与病原菌相适应的大量抗生素静脉滴注，若为葡萄球菌感染一般选用大剂量青霉素、万古霉素、氯霉素、红霉素、头孢菌素等，采用 2 种抗生素联合使用，并每隔 1～2 天心包穿刺排脓；也可同时用生理盐水冲洗，并于心包腔内注入适当抗生素及醋酸氢化可的松，如用生理盐水(不稀释)20 mL，慢慢注射。可将硅胶管置心包腔内，反复抽脓，避免反复心包穿刺。如经以上治疗效果不好，应及早采用心包切开引流术。

(3)结核性心包炎宜用抗结核疗法，必要时进行心包穿刺抽出渗液以减轻严重症状。风湿性心包积液往往自行消退，无需任何手术。大部分症状是由心肌炎及心内膜炎引起的，因此，治疗应按风湿热处理原则进行。以上所述 3 种心包炎发生积液时，均宜加用肾上腺素(口服或局部用)，以促进渗出液或脓液的吸收，从而避免继发缩窄性心包炎。肌注糜蛋白酶也可促进脓液吸收，减少粘连。病毒性心包炎，一般采用对症治疗，症状明显者可用阿司匹林，但遇复发时则宜用肾上腺素治疗。心包损伤综合征宜对症处理。治疗组织胞浆菌病所致的心包炎可用两性霉素 B。

(4)心脏压塞应按急症处理，需要紧急抢救，进行心包穿刺或心包切开引流术，以解除心包积液。

第五节　慢性缩窄性心包炎

慢性缩窄性心包炎多见于年长儿，主要由结核病引起，其他有化脓性细菌感染(葡萄球菌最常见)或创伤性心包炎。心肌显著增厚，有时与邻近组织粘连，使心脏固定于纵隔、横膈或胸壁。增厚而失去弹性的心包限制心脏的舒张及静脉回血，尤其是上、下腔静脉入口部位的增厚使缩窄较明显，影响回心血流量，从而使静脉系统血和每搏输出量降低。心肌长期受压、缺血，会产生继发性心肌纤维化，使心脏功能受损，每搏输出量进一步减少。

一、临床表现

起病缓慢，部分病例有急性心包炎病史。临床症状主要为慢性心脏压塞现象，患儿可有轻度发绀、颈静脉怒张，吸气时更明显。静脉压升高达 2.45 kPa 以上，动脉压减低，脉压小，常出现奇脉。常见明显肝脏肿大和腹水，也可见胸腔积液及踝部浮肿；心尖冲动微弱，几乎消失，或位置固定，不随体位及呼吸而变动；心浊音界正常或稍缩小。心脏固定于横膈时，则在心脏搏动时可见左侧下部肋骨向内牵引；心脏固定于胸壁时，则可见肋间隙凹陷、心音遥远、无杂音。

二、诊断及鉴别诊断

（一）辅助检查

（1）X线检查：证实心脏搏动减弱或消失，其位置固定不变，心影大小近于正常或仅中度扩大，心缘毛糙不清、僵硬，心包钙化为本病特殊征象。计波描记术可见心脏搏动短钝而平坦。

（2）心电图中，T波倒置与低电压较急性心包炎更为显著。

（3）超声心动图检查显示左心室后壁心外膜与心包区回流增强、室间隔反常运动及心室腔变小。

（二）鉴别诊断

1.肝硬化

患者也有腹水征，但无心脏端正态及上腔静脉充血征，颈静脉及上肢静脉无充盈怒张，静脉压正常。

2.结核性腹膜炎

有发热、腹痛及结核病症状，腹水的性质是炎性渗出液，细胞和蛋白都较高，必要时可用豚鼠接种来证实，无心脏异常及颈静脉怒张、奇脉等征象。

3.慢性充血性心力衰竭

心脏增大，常有心脏杂音，慢性充血性心力衰竭腹水常不显著，而下肢水肿明显。

4.限制型心肌病

心脏增大明显，多普勒超声心动图对鉴别诊断有价值。

5.营养不良性水肿

只有血清蛋白降低，无上述心脏症状及体征。但对营养低下的患儿，也要考虑缩窄性心包炎与营养不良性水肿同时存在。

三、治疗

（1）缩窄性心包炎的有效治疗为施行心包剥离术并切除一部分增厚的心包，以解除心脏所受的压迫。

诊断确定后应早期进行手术。做好术前准备，卧床休息，供应充分蛋白质及维生素，改善患者营养状况，限制食盐并间歇使用利尿剂控制腹水及浮肿。病程较久的患儿，心肌损伤亦较重，不能耐受因解除压迫及束缚后静脉回心血量增多的负担，术前可给予洋地黄。

（2）对于化脓性病例，应追查身体各部的感染病灶，给予适当的治疗。对于活动性结核病例，必须先做一个时期的抗结核治疗以控制其活动性，然后由胸外科做心包切除手术以解除心脏的束缚。可于术前术后多次少量输血。

第六节　心律失常

一、窦性心动过速

(一)临床要点

窦性心动过速指窦房结发出激动的频率超过正常心率范围。其原因有生理性,如哭闹、运动、情绪紧张等;病理性主要有发热、贫血、甲状腺功能亢进、心肌炎、风湿热、心力衰竭等。一般无临床症状,年长儿有时可诉心悸。

(二)心电图特征

窦性心律,心率超过该年龄正常心率范围。婴儿心率每分钟超过 140 次,1～6 岁心率每分钟超过 120 次,6 岁以上心率每分钟超过 100 次。

(三)治疗

心律失常主要针对病因。有症状者可用β受体阻滞剂或镇静剂。

二、窦性心动过缓

(一)临床要点

窦性心动过缓指窦房结发出激动的频率低于正常心率。多由迷走神经张力过高、颅内压增高、甲状腺功能减退、β受体阻滞剂作用所致,少数为窦房结本身的病变。一般无症状,心率显著缓慢时可有头晕、胸闷,甚至晕厥。

(二)心电图特征

窦性心律,心率低于该年龄正常心率范围。1 岁以内(婴儿)心率每分钟少于 100 次,1～3 岁每分钟少于 80 次,3～8 岁每分钟少于 70 次,8 岁以上每分钟少于 60 次。

(三)治疗

主要针对病因。心率明显缓慢或有症状者,可口服阿托品,剂量每次 0.01～0.02 mg/kg,每日 3～4 次。

三、期前收缩

按起源部位的不同分为房性、房室交界区性及室性期前收缩。期前收缩既可见于明确病因,如各种感染、器质性心脏病、缺氧、药物作用及自主神经功能不稳定等,也可见于健康小儿。

(一)临床特点

多数小儿无症状,少数有心悸、胸闷、心前区不适。心脏听诊可听到心脏提早搏动之后有较长的间歇,脉搏短绌。期前收缩于运动后增多,提示同时有器质性心脏病。

(二)心电图特征

1.房性期前收缩

(1)提前出现的房性 P 波(P′波),P′波形态与窦性 P 波略有不同。P′-R＞0.10 s。

(2)P′波后有QRS波，一般形态正常，P′引起QRS波有时增宽变形，似右束支传导阻滞图形，称房性期前收缩伴室内差异性传导。

(3)P′波后无QRS波时称房性期前收缩未下传，P′波可出现在前一个窦性T波中，T波形态轻度异常。

(4)期前收缩后代偿间歇多为不完全性。

2.房室交界区性期前收缩

(1)提前出现的QRS波，形态正常。

(2)在QRS波之前、中或后有逆行P′波，但P′-R＜0.10 s，QRS波之后则RP′＜0.20 s。

(3)代偿间期往往为不完全性。

3.室性期前收缩

(1)提前出现的宽大畸形QRS-T波群，期前收缩前无P′波，T波与QRS主波方向相反。

(2)代偿间歇常为完全性。

(3)同一导联出现两种或两种以上形态的期前收缩，而配对间期固定者称多形性期前收缩。

(4)若同一导联出现两种或两种以上形态的期前收缩，且配对间期也不相等者称多源性期前收缩。

室性期前收缩有以下情况应视为器质性期前收缩：①先天性或后天性心脏病基础上出现期前收缩或心功能不全基础上出现期前收缩。②室性期前收缩、房性期前收缩或房室交界性期前收缩同时存在。③心电图同时有Q-T间期延长或R-ON-T现象(提前的QRS波落在T波上)。④有症状的多源、频发期前收缩，特别是心肌炎、心肌病等患者。对判断器质性室性期前收缩有困难时，应进行24 h动态心电图检测。

(三)治疗

包括病因治疗和应用抗心律失常药。

1.房性期前收缩

大多数偶发、无症状者属良性，不需药物治疗。如频发者可给予普罗帕酮或β受体阻滞剂。1岁以内的婴儿频发房性期前收缩，易发生心房扑动和室上性心动过速，可用地高辛，若无效可加用普萘洛尔。

2.房室交界区性期前收缩

不需特殊治疗。

3.室性期前收缩

未发现器质性心脏病又无症状者不需用抗心律失常药；有器质性期前收缩应予治疗。可选用美西律口服，每天2～5 mg/kg，每8 h一次。普罗帕酮每次5～7 mg/kg，每6～8 h一次口服。胺碘酮每日5～10 mg/kg，分3次，口服1～2周后逐渐减量至原来的1/3，每日1次，服5天，停2天。普萘洛尔每日1～3 mg/kg，分3次。洋地黄中毒和心脏手术后发生的室性期前收缩，选用苯妥英钠，每次2～4 mg/kg，缓慢静脉注射，可于15～20 min后重复一次，总量为15 mg/kg。肥厚型心肌病的室性期前收缩，用钙通道阻滞剂维拉帕米，每日1～3 mg/kg，分3次口服。

四、阵发性室上性心动过速

阵发性室上性心动过速，其发生机制多数为折返激动，其次为心房或房室结自律性增高。室上性心动过速多见于无器质性心脏病者，可因呼吸道感染、疲劳、情绪激动等诱发。室上性心动过速也可发生于某些器质性心脏病、心肌炎、洋地黄中毒、电解质紊乱、心导管检查及心脏手术后。预激综合征(Wolff-Parkinson-White syndrome，W-P-W)的患儿 50%～90%可发生阵发性室上性心动过速。

(一)临床要点

1.症状

阵发性室上性心动过速突然发生、突然停止，婴儿常烦躁不安、拒食、呕吐、面色灰白、呼吸急速，肺部有啰音，心率每分钟 200～300 次，一次发作数秒钟或数小时，如发作时间长达 24 h 以上可导致心力衰竭或休克，易误诊为重症肺炎。儿童常诉心悸、头晕、疲乏、烦躁，伴有恶心、呕吐、腹痛，少数可有短暂昏厥，但较少发生心力衰竭和休克。

2.心电图特征

(1)心室率快而匀齐，婴儿常为每分钟 230～300 次，儿童常为每分钟 160～200 次，R-R 间期绝对匀齐。

(2)P′波可与 QRS 波重叠，若见到 P′波形态异常，为逆行 P′波。

(3)QRS 波群绝大多数形态正常，少数合并室内差异传导或逆向型房室折返心动过速时 QRS 波增宽。

(4)可有继发 ST-T 改变。

(二)治疗

包括终止发作和预防复发。

1.终止发作

(1)用兴奋迷走神经的方法：用冰水毛巾敷小婴儿面部，每次 10～15 s；儿童可深吸气屏住呼吸；刺激咽后壁，使作呕；或压迫一侧颈动脉窦。

(2)抗心律失常药：①普罗帕酮。对折返性心动过速和自律性增高均有效，剂量为 1～2 mg/kg，加入 10%葡萄糖溶液 10 mL 中缓慢静脉注射。首剂未转复者，隔 10 min 可重复，不可超过 3 次。有心力衰竭或传导阻滞者忌用。②维拉帕米。为钙通道阻滞剂，通过延长房室结不应期而阻断折返。若年龄大于 1 岁，未并发心力衰竭者可选用。剂量为 0.1～0.2 mg/kg，一次量不超过 5 mg，加入葡萄糖溶液中缓慢静脉注射。未转复者隔 15～20 min 可重复一次，有心力衰竭、低血压、房室传导阻滞者忌用。③三磷腺苷(ATP)。婴儿每次 3～5 mg，儿童每次 7～15 mg，加入 10%葡萄糖 1～5 mL 中于 2 s 内快速静脉推注。有时此药伴严重不良反应，如心脏停搏。④地高辛。有心力衰竭者宜选用，用量与治疗急性心力衰竭相同。⑤普萘洛尔。剂量为 0.1 mg/kg，加 10%葡萄糖溶液稀释，缓慢静脉注射。

(3)同步直流电击复律。

(4)射频消融术：上述药物治疗难奏效或频繁复发者可用射频消融术治疗。

2.预防复发

在终止发作后继续口服药物，常用药物有地高辛、普萘洛尔、普罗帕酮、胺碘酮等，口服维持量6～12个月。

五、阵发性室性心动过速

阵发性室性心动过速（ventricular tachycardia，VT）是一种严重的快速心律失常，可导致血流动力学障碍。根据波形特征，分单形性和多形性室性心动过速。每次发作时间30 s内自行终止为非持续性室性心动过速；超过30 s或患者发生晕厥者为持续性室性心动过速。

（一）临床意义

室性心动过速急性多见于缺氧、酸中毒、感染、药物、高（低）血钾；慢性多见于有器质性心脏病者，如心肌炎、心肌病、二尖瓣脱垂、原发心脏肿瘤、Q-T间期延长、心导管检查及心脏手术后、冠状动脉起源异常、右心室发育不全。少数小儿原因不明。特发性室性心动过速无器质性心脏病的临床证据，用射频消融治疗有效。

（二）诊断

1.临床要点

临床表现有突发、突止的特点，症状常有发作性头晕、心悸、疲乏、心前区疼痛，严重者可晕厥、抽搐或猝死。婴儿易出现心力衰竭或休克。

2.心电图特征

(1)连续3次或3次以上的期前QRS波群，时限增宽，形态畸形，心室率每分钟150～250次，R-R间期可略有不齐。

(2)房室分离，可见窦性P′波与QRS波各自独立，无固定时间关系，呈干扰性房室脱节，心室率快于心房率。

(3)常出现心室夺获及室性融合波。

（三）治疗

包括终止室性心动过速发作，预防室性心动过速复发。

1.消除病因

如药物不良反应、电解质紊乱等。

2.电复律

危重患儿首选同步直流电复律，用量为2～5 J/kg，婴儿每次小于50 J，儿童每次小于100 J，无效者隔20～30 min重复一次。洋地黄中毒者忌电击治疗。

3.抗心律失常药物

(1)利多卡因：首选，剂量1 mg/kg，稀释后缓慢静脉注射。无效者隔5～10 min可重复一次，总量3～5 mg/kg。室性心动过速纠正后每分钟20～30 mg/kg静脉滴注维持。

(2)普罗帕酮：1～2 mg/kg，稀释后缓慢静脉注射。无效可重复1～3次。

(3)苯妥英钠：2～4 mg/kg，加生理盐水稀释后缓慢静脉注射，无效可重复1～3次，总量为15 mg/kg。其对洋地黄中毒及心脏手术者效果较好。

(4)胺碘酮：对上述药物无效的顽固性室性心动过速可采用胺碘酮，每次1 mg/kg，静脉注射 10 min，无效隔 5～10 min 重复同样剂量，总量 24 h＜10 mg/kg。或用负荷量 2.5～5 mg/kg，静脉注射 30～60 min，可重复 1 次，总量 24 h＜10 mg/kg。

4.射频消融术

对顽固病例并被证实为折返激动所致，尤其是特发性室性心动过速可用射频消融治疗。

5.预防复发

对有复发倾向者可口服普罗帕酮、普萘洛尔、胺碘酮等有效药物。

六、房室传导阻滞

房室传导阻滞(atrioventricular block，AVB)是小儿较常见的缓慢性心律失常，按房室传导阻滞的程度可分为Ⅰ度、Ⅱ度、Ⅲ度房室传导阻滞。病因有急性感染、心肌炎、心肌病、电解质紊乱、洋地黄或其他药物中毒及心脏手术等。少数为先天性房室结发育畸形或胎儿期房室结病变所致，称先天性完全性房室传导阻滞。Ⅰ度和Ⅱ度 1 型可为迷走神经张力增高所致。

(一)Ⅰ度房室传导阻滞

1.临床要点

Ⅰ度房室传导阻滞临床一般无症状，听诊第一心音低钝。有时健康小儿亦可出现Ⅰ度房室传导阻滞。

2.心电图特征

P-R 间期超过正常最高值，即 1 岁内 P-R＞0.14 s，学龄前 P-R＞0.16 s，学龄期 P-R＞0.18 s，青春期 P-R＞0.20 s。其正常值与心率有关。

3.治疗

针对病因治疗，不需用抗心律失常药。随着病因的消除，Ⅰ度房室传导阻滞可消失。

(二)Ⅱ度房室传导阻滞

1.临床要点

Ⅱ度房室传导阻滞的临床症状视传导阻滞的严重程度及心室率的快慢而定，可无症状或有心悸、头晕等。

2.心电图特征

Ⅱ度房室传导阻滞分为 1 型(莫氏Ⅰ型)和 2 型(莫氏Ⅱ型)。

(1)Ⅱ度 1 型：①P-R 间期随每次心搏逐次延长，直至 P′波后脱落一个 QRS 波群(心室漏搏)。周而复始，呈规律性改变。②P-R 间期逐次延长的同时，R-R 间期逐次缩短。③伴有心室漏搏的长 R-R 间期小于任何 2 个 R-R 间期之和。

(2)Ⅱ度 2 型：①P-R 间期正常或稍延长，但固定不变。②P′波按规律出现，QRS 波呈周期性脱落，伴有心室漏搏的长 R-R 为短 R-R 间隔的倍数。③房室间传导比例多为 2∶1 或 3∶1 下传。

3.治疗

主要针对病因治疗，Ⅱ度 1 型是暂时的，多可恢复，而Ⅱ度 2 型可逐渐演变为Ⅲ度房室传导阻滞。

(三)Ⅲ度(完全性)房室传导阻滞

1.临床特征

Ⅲ度(完全性)房室传导阻滞除有原发病、病毒性心肌炎、先天性心脏病等的表现外,婴儿心率每分钟少于80次,儿童每分钟少于60次。当心室率每分钟少于40次时有疲乏、无力、眩晕,严重者可发生阿-斯综合征或心力衰竭。

2.心电图特征

(1)P波与QRS波无固定关系,心室率慢于心房率。

(2)QRS波群形态与阻滞部位有关。若起搏点在房室束分支以上,QRS波群不宽。若起搏点在房室束分支以下,QRS波群增宽。

3.治疗

(1)无症状先天性者不需治疗。

(2)病因治疗:如心肌炎或手术暂时损伤者,用肾上腺皮质激素治疗。

(3)提高心率:阿托品每次0.01～0.03 mg/kg,每日3～4次,口服或皮下注射。异丙肾上腺素加入5%葡萄糖溶液按每分钟0.1～0.25 mg/kg,静脉滴注,或用5～10 mg舌下含服。

(4)放置人工起搏器的适应证:①阿-斯综合征或伴心力衰竭。②心室率持续显著缓慢,新生儿每分钟少于55次,婴儿每分钟50次,儿童每分钟低于45次。③室性心动过速心律失常,阻滞部位在房室束以下。④对运动耐受量低的患儿。

第七节　小儿高血压

小儿血压超过该年龄组平均血压的2个标准差以上,即在安静情况下,若动脉血压高于以下限值并确定无人为因素所致,应视为高血压。

小儿高血压主要为继发性,肾脏实质病变最常见。其中尤以各种类型的急慢性肾小球肾炎多见,其次为慢性肾盂肾炎、肾脏血管疾病。此外,皮质醇增多症、嗜铬细胞瘤、神经母细胞瘤及肾动脉狭窄等亦是小儿高血压常见的病因。高血压急症系指血压(特别是舒张压)急速升高引起的心、脑、肾等器官严重功能障碍甚至衰竭,又称高血压危象。高血压危象发生的决定因素与血压增高的程度、血压上升的速度以及是否存在并发症有关,而与高血压的病因无关。危象多发生于急进性高血压和血压控制不好的高血压患儿。如既往血压正常者出现高血压危象往往提示有急性肾小球肾炎,而且血压无须上升太高水平即可发生。如高血压合并急性左心衰、颅内出血时即使血压只有中度升高,也会严重威胁患儿生命。

一、病因

根据高血压的病因,分为原发性高血压和继发性高血压。小儿高血压80%以上为继发性高血压。

(一)继发性高血压

小儿高血压继发于其他病因者为继发性高血压。继发性高血压中80%可能与肾脏疾病有关,如急性和慢性肾功能不全、肾小球肾炎、肾病综合征、肾盂肾炎。其他涉及心血管疾病,如主动脉缩窄、大动脉炎;内分泌疾病,如原发性醛固酮增多症、库欣综合征、嗜铬细胞瘤、神经母细胞瘤等;中枢神经系统疾病及铅、汞中毒等。

(二)原发性高血压

病因不明者为原发性高血压,与下列因素有关。

1.遗传

根据国内外有关资料统计,高血压的遗传度在60%~80%,随着年龄增长,遗传效果更明显。检测双亲均患原发性高血压的正常血压子女的去甲肾上腺素,多巴胺浓度明显高于无高血压家族史的相应对照组,表明原发性高血压可能存在遗传性交感功能亢进。

2.性格

具有A型性格行为(A型性格行为的主要表现是具有极端竞争性、时间紧迫性、易被激怒或易对他人怀有进攻倾向)类型的青少年心血管系统疾病的发生率高于其他类型者。

3.饮食

钠离子具有一定的升压作用,而食鱼多者较少患高血压病。因此,对高危人群应限制高钠盐饮食,鼓励多食鱼。

4.肥胖

肥胖者由于脂肪组织的堆积,毛细血管床增加,引起循环血量和心排血量增加,心脏负担加重,日久易引起高血压和心脏肥大。另外高血压的肥胖儿童,通过减少体重可使血压下降,亦证明肥胖对血压升高有明显影响。

5.运动

对少儿运动员的研究表明,体育锻炼使心排血量增加、心率减慢、消耗多余的热量,从而有效地控制肥胖、高血脂、心血管适应能力低下等与心脑血管疾病有关的危险因素的形成与发展,为成人期心脑血管疾病的早期预防提供良好的基础。

二、临床表现

轻度高血压患儿常无明显症状,仅于体格检查时发现。血压明显增高时可有头晕、头痛、恶心、呕吐等,随着病情发展可出现脑、心脏、肾脏、眼底血管改变的症状。脑部表现以头痛、头晕常见,血压急剧升高常发生脑血管痉挛而导致脑缺血,出现头痛、失语、肢体瘫痪。严重时引起脑水肿、颅内压增高,此时头痛剧烈,并有呕吐、抽搐或昏迷,这种情况称为高血压脑病。心脏表现有左心室增大,心尖部可闻及收缩期杂音,出现心力衰竭时可听到舒张期奔马律。肾脏表现有夜尿增多、蛋白尿、管型尿,晚期可出现氮质血症及尿毒症。眼底变化,早期见视网膜动脉痉挛、变细,以后发展为狭窄,甚至眼底出血和视盘水肿。

某些疾患有特殊症状:主动脉缩窄,发病较早,婴儿期即可出现充血性心力衰竭,股动脉搏动明显减弱或消失,下肢血压低于上肢血压;大动脉炎,多见于年长儿,有发热、乏力、消瘦等全身表现,体检时腹部可闻及血管性杂音;嗜铬细胞瘤,有多汗、心悸、血糖升高、体重减轻、发作性严重高血压等症状。

三、实验室检查

实验室检查包括：①尿常规、尿培养、尿儿茶酚胺定性。②血常规和心电图、胸部正侧位片。③血清电解质测定，特别是钾、钠、钙、磷。④血脂测定：总胆固醇、甘油三酯、高密度脂蛋白胆固醇、低密度脂蛋白胆固醇、载脂蛋白 A、载脂蛋白 B。⑤血浆肌酐、尿素氮、尿酸、空腹血糖测定。⑥肾脏超声检查。如血压治疗未能控制，或有继发性高血压的相应特殊症状、体征，经综合分析，可选择性进行下列特殊检查。

（一）静脉肾盂造影

快速序列法，可见一侧肾排泄造影剂迟于对侧，肾轮廓不规则或显著小于对侧（直径相差 1.5 cm以上），造影剂密度大于对侧，或输尿管上段和肾盂有压迹（扩张的输尿管动脉压迫所致）。由于仅能半定量估测肾脏大小和位置，且有假阳性和假阴性，目前已多不用。

（二）放射性核素肾图

^{131}I-马尿酸钠（^{131}I-Hippuran）肾图，测^{131}I-Hippuran 从尿中排泄率，反映有效肾血流量。^{99m}锝-二乙烯三胺五乙酸（^{99m}Tc-DTPA）肾扫描，反映肾小球滤过率。肾动脉狭窄时双肾血流量不对称，一侧大于对侧 40%～60%；一侧同位素延迟出现；双肾同位素浓度一致，排泄一致。

（三）卡托普利-放射性核素肾图

卡托普利为血管紧张素转换酶（ACEI）抑制剂，由于阻止血管紧张素Ⅱ介导的肾小球出球小动脉的收缩，因此服用卡托普利后行放射性核素肾图检查，可发现患侧肾小球滤过率急剧降低，而血浆流量无明显改变。

（四）肾动脉造影

可明确狭窄是双侧或单侧，狭窄部位在肾动脉或分支，并可同时行球囊扩张肾动脉成形术。如患儿肌酐超过 119 mmol/L，则造影剂总量应限制，并予适当水化和扩充容量。

（五）肾静脉血浆肾素活性比测定

手术前准备：口服呋塞米，成人每次 40 mg，每天 1 次，小儿每次 1 mg/kg，每天 1 次，共 1～2 天，并给予低钠饮食，停用 β 受体阻滞剂，30 min 前给予单剂卡托普利，口服。结果患侧肾静脉肾素活性大于对侧 1.5 倍以上。

（六）血浆肾素活性测定

口服单剂卡托普利 60 min 后测定血浆肾素活性，如大于 12 mg/（mL · h），可诊断肾血管性高血压，注意不能服用利尿剂等降压药物。

（七）内分泌检查

血浆去甲肾上腺素、肾上腺素和甲状腺功能测定。

四、诊断

我国目前小儿血压尚缺乏统一的标准，判断儿童高血压的标准常有 3 种。

（1）国内沿用的标准：学龄前期高于 110/70 mmHg，学龄期高于 120/80 mmHg，13 岁及以上则高于 140/90 mmHg。

（2）WHO 标准：高于 140/90 mmHg。

诊断高血压后进一步寻找病因，小儿高血压多数为继发性。通过详细询问病史，仔细体格检查，结合常规检查和特殊检查，常能做出明确诊断。经过各种检查均正常，找不出原因者可诊断为原发性高血压。

五、高血压急症处理原则

(1)处理高血压急症时，治疗措施应该先于复杂的诊断检查。

(2)对高血压脑病、高血压合并急性左心衰等高血压危象应快速降压，旨在立即解除过高血压对靶器官的进行性损害。恶性高血压等长期严重高血压者需比正常的血压略高，方可保证靶器官最低限度的血流灌注，过快过度地降低血压可导致心、脑、肾及视网膜的血流急剧减少而发生失明、昏迷、抽搐、心绞痛或肾小管坏死等严重持久的并发症。故对这类疾病患儿降压幅度及速度均应适度。

(3)高血压危象系全身细小动脉发生暂时性强烈痉挛引起的血压急骤升高所致。因此，血管扩张剂，如钙通道阻滞剂、血管紧张素转换酶抑制剂及α受体阻滞剂、β受体阻滞剂的临床应用，是治疗的重点。这些药物不仅给药方便(含化或口服)，起效迅速，而且在降压同时，还可改善心、肾的血流灌注。尤其是降压作用的强度随血压下降而减弱，无过度降低血压之虑。

六、高血压急症的表现

在儿童期高血压急症的主要表现为：①高血压脑病。②急性左心衰。③颅内出血。④嗜铬细胞瘤危象等。现分析如下。

(一)高血压脑病

高血压脑病为一种综合征，其特征为血压突然升高伴有急性神经系统症状。虽任何原因引起的高血压均可能发生本病，但最常见为急性肾炎。

1.临床表现

头痛并伴有恶心、呕吐，出现精神错乱、定向障碍、谵妄、痴呆，亦可出现烦躁不安、肌肉阵挛性颤动、反复惊厥甚而呈癫痫持续状态。也可发生一过性偏瘫、意识障碍，如嗜睡、昏迷。严重者可因颅内压明显增高发生脑疝。眼底检查可见视网膜动脉痉挛或视网膜出血。脑脊液压力可正常亦可增高，蛋白含量增加。

本症应与蛛网膜下腔出血、脑肿瘤、癫痫大发作等疾病鉴别。蛛网膜下腔出血常有脑膜刺激症状，脑脊液为血性而无严重高血压。脑肿瘤、癫痫大发作亦无显著的血压升高及眼底出血。临床确诊高血压脑病最简捷的办法是给予降压药治疗后病情迅速好转。

2.急症处理

一旦确诊高血压脑病，应迅速将血压降至安全范围之内为宜，降压治疗应在严密的观察下进行。

(1)降压治疗。

1)常用的静脉注射药物为：①柳胺苄心定。是目前唯一能同时阻滞α、β肾上腺素受体的药物，不影响心排血量和脑血流量。因此，即使合并心脑肾严重病变亦可取得满意疗效。本品因独具α、β受体阻滞作用，故可有效地治疗中毒性甲亢和嗜铬细胞瘤所致的高血压危象。②二氯嗪。因该药物可引起水钠潴留，可与呋塞米并用增强降压作用。又因本品溶液呈碱性，注射时勿溢到血管外。③硝普钠。也颇为有效，但对高血压脑病不做首选。该药降压作用迅速，维持时间短，应根据血压水平调节滴注速度。使用时应避光并新鲜配制，溶解后使用时间不宜超过6 h，连续使用不要超过3天，当心硫氰酸盐中毒。

2)常用口服或含化药物为：①硝苯地平。通过阻塞细胞膜钙离子通道，减少钙内流，从而松弛血管平滑肌使血压下降。神志清醒，合作患儿可舌下含服，意识障碍或不合作者可将药片碾碎加水0.5～1 mL制成混悬剂，抽入注射器中缓慢注入舌下。②琉甲丙脯酸。为血管紧张素转换酶抑制剂，对于高肾素恶性高血压和肾血管性高血压降压作用特别明显，对非高肾素性高血压亦有降压作用。

(2)保持呼吸道通畅，镇静，制止抽搐。可用苯巴比妥钠(8～10 mg/kg，肌肉注射，必要时6 h后可重复)、地西泮(0.3～0.5 mg/kg肌内或静脉缓注，注射速度在3 mg/min以下，必要时30 min后可重复)等止惊药物，但需注意呼吸。

(3)降低颅内压：可选用20%甘露醇(每次1 g/kg，每4 h或6 h一次)、呋塞米(每次1 mg/kg)以及25%血清蛋白(20 mL，每日1～2次)等，减轻脑水肿。

(二)颅内出血(蛛网膜下腔出血或脑实质出血)

1.临床表现及诊断

蛛网膜下腔出血起病突然，伴有严重头疼、恶心呕吐及不同程度意识障碍。若出血量不大，意识可在几分钟到几小时内恢复，但最后仍可逐渐昏睡或谵妄。若出血严重，可以很快出现颅内压增高的表现，有时可出现全身抽搐。颈项强直是很常见的体征，甚至是唯一的体征，伴有脑膜刺激征。眼底检查可发现新鲜出血灶。腰椎穿刺脑脊液呈均匀的血性，但发病后立即腰穿不会发现红细胞，要等数小时以后红细胞才到达腰部。1～3天后可由于无菌性脑膜炎而发热，白细胞增高似与出血的严重程度呈平行关系，因此，不要将诊断引向感染性疾病。CT脑扫描检查无改变。

脑实质出血起病时常伴头痛呕吐，昏迷较为常见，腰椎穿刺脑脊液压力增高，血性者占80%以上。除此之外，可因出血部位不同伴有如下不同的神经系统症状。

(1)壳核-内囊出血：典型者出现"三偏征"，出血对侧肢体瘫痪和中枢性面瘫；出血对侧偏身感觉障碍；出血对侧的偏盲。

(2)脑桥出血：初期表现为交叉性瘫痪，即出血侧面瘫和对侧上、下肢瘫痪，头眼转向出血侧。后迅速波及两侧，出现双侧面瘫痪和四肢瘫痪，头眼位置恢复正中，双侧瞳孔呈针尖大小，双侧锥体束征。早期出现呼吸困难且不规则，常迅速进入深昏迷，多于24～48 h死亡。

(3)脑室出血：表现为剧烈头痛呕吐，迅速进入深昏迷，瞳孔缩小，体温升高，可呈去大脑强直，双侧锥体束征，四肢软瘫，腱反射常引不出。

(4)小脑出血：临床变化多样，但是走路不稳是常见的症状。常出现眼震颤和肢体共济失调症状。

(5)颅内出血：可因颅内压增高发生心动过缓，呼吸不规则，严重者可发生脑疝。多数颅内出血的患儿心电图可出现巨大倒置T波、QT期间延长。血常规可见白细胞升高，尿常规可见蛋白、红细胞和管型，血中尿素氮亦可见升高。在诊断中尚需注意，颅内出血本身可引起急性高血压，即使患儿以前并无高血压史。此外，尚需与癫痫发作、高血压脑病以及代谢障碍所致昏迷相区别。

2.急症处理

(1)一般治疗：绝对卧床，头部降温，保持气道通畅，必要时做气管内插管。

(2)控制高血压：对于高血压性颅内出血的患儿，应及时控制高血压。但由于颅内出血常伴颅内压增高，因此，给予降压药物时应避免短时间内血压下降速度过快和幅度过大，否则脑灌注压将受到明显影响。一般低压不宜低于出血前水平。舒张压较低，脉压过大者不宜用降压药物。降压药物的选择以硝苯地平、卡普托利和柳胺苄心定较为合适。

(3)减轻脑水肿：脑出血后多伴脑水肿并逐渐加重，严重者可引起脑疝。故降低颅内压、控制脑水肿是颅内出血急性期处理的重要环节。如疑有继续出血者可先采用人工控制性过度通气、静脉注射呋塞米等措施降低颅内压，也可给予渗透性脱水剂如20%甘露醇(1 g/kg，每4～6 h一次)以及25%的血清蛋白(20 mL，每日1～2次)。短程大剂量激素有助于减轻脑水肿，但对高血压不利，故必须慎用，更不宜长期使用。治疗中注意水电解质平衡。

(4)止血药和凝血药：止血药对脑出血治疗尚有争议，对羧基苄胺及6-氨基已酸能控制纤维蛋白原的形成，有一定疗效，在急性期可短时间使用。

(5)其他：经检查颅内有占位性病灶者，条件允许时可手术清除血肿，尤其对小脑出血、大脑半球出血疗效较好。

(三)高血压合并急性左心衰竭

1.临床表现及诊断

儿童期血压急剧升高时，造成心脏后负荷急剧升高。当血压升高到超过左心房所能代偿的限度时就出现左心衰竭及急性肺水肿。急性左心衰竭时，动脉血压，尤其是舒张压显著升高，左心室舒张末期压力、肺静脉压力、肺毛细血管压和肺小动脉压均升高，并与肺瘀血的严重程度呈正相关。当肺小动脉楔压超过30 mmHg时，血浆自肺毛细血管大量渗入肺泡，引起急性肺水肿。急性肺水肿是左心衰竭最重要的表现形式。患儿往往面色苍白、口唇青紫、皮肤湿冷、多汗、烦躁、极度呼吸困难、咯大量白色或粉红色泡沫样痰，大多被迫采取前倾坐位，双肺听诊可闻大量水泡音或哮鸣音，心尖区特别在左侧卧位和心率较快时常可闻及心室舒张期奔马律等。在诊断中应注意的是，即使无高血压危象的患儿，急性肺水肿本身可伴有收缩压及舒张压升高，但升高幅度不会太大，且肺水肿一旦控制，血压则自行下降。而急性左心衰竭肺水肿患儿眼底检查如有出血或渗出时，考虑合并高血压危象。

2.急症处理

(1)体位：患儿取前倾坐位，双腿下垂(休克时除外)，四肢结扎止血带。止血带压力以低于动脉压又能阻碍静脉回流为度，相当于收缩压及舒张压之间，每15 min轮流将一肢体的止血带放松。该体位亦可使痰较易咳出。

(2)吗啡：吗啡可减轻左心衰竭时交感系统兴奋引起的小静脉和小动脉收缩，降低前、后负荷。对烦躁不安、高度气急的急性肺水肿患儿，吗啡是首选药物，可皮下注射盐酸吗啡0.1～0.2 mg/kg，但休克、昏迷及呼吸衰竭者忌用。

(3)给氧：单纯缺氧而无二氧化碳潴留时，应给予较高浓度氧气吸入，活瓣型面罩的供氧效果比鼻导管法好，提供的 FiO_2 可达 0.3～0.6。肺水肿时肺部空气与水分混合，形成泡沫，妨碍换气。可使氧通过含有乙醇的雾化器，口罩给氧者乙醇浓度为 30%～40%，鼻导管给氧者乙醇浓度为 70%，1 次不宜超过 20 min。但乙醇的去泡沫作用较弱且有刺激性。近年有报道用二甲硅油消泡气雾剂治疗，效果良好。应用时将瓶倒转，在距离患儿口腔 8～10 cm 处，于吸气时对准咽喉或鼻孔喷雾。一般 5 min 内生效，最大作用在 15～30 min。必要时可重复使用。如低氧血症明显，又伴有二氧化碳潴留，应使用间歇正压呼吸配合氧疗。间歇正压呼吸改善急性肺水肿的原理可能是它增加肺泡压与肺组织间隙压，降低右心房充盈压与胸腔内血容量；增加肺泡通气量，有利于清除支气管分泌物，减轻呼吸肌工作，减少组织氧耗量。

(4)利尿剂：宜选用速效强效利尿剂，可静注呋塞米(每次 1～2 mg/kg)，必要时 2 h 后重复。对肺水肿的治疗首先由于呋塞米等药物有直接扩张静脉作用，增加静脉容量，使静脉血自肺部向周围分布，从而降低肺静脉压力，这一重要特点在给药 5 min 内即出现，其后才发挥利尿作用，减少静脉容量，缓解肺瘀血。

(5)洋地黄及其他正性肌力药物：对急性左心衰竭患儿几乎都有指征应用洋地黄。应采用作用迅速的强心剂如毛花苷 C 静脉注射，1 次注入洋地黄化量的 1/2，余 1/2 分为 2 次，每隔 4～6 h，1 次。如需维持疗效，可于 24 h 后口服地高辛维持量。如仍需继续静脉给药，每 6 h 注射 1 次 1/4 洋地黄化量。毒毛花苷 K，1 次静脉注射 0.007～0.01 mg/kg，如需静脉维持给药，可 8～12 h 重复 1 次。使用中注意监护，以防洋地黄中毒。

多巴酚丁胺为较新、作用较强、不良反应较小的正性肌力药物，静脉滴注 5～10 mg/(kg·min)。

(6)降压治疗：应采用快速降压药物使血压速降至正常水平以减轻左心室负荷。硝普钠为一种强力短效血管扩张剂，直接使动脉和静脉平滑肌松弛，降低周围血管阻力和静脉贮血。因此，硝普钠不仅降压迅速，还能减低左心室前、后负荷，改善心脏功能，为高血压危象并急性左心衰竭较理想的首选药物。一般从 1 μg/(kg·min)开始静滴，在监测血压的条件下，无效时每 3～5 min 调整速度渐增至 8 μg/(kg·min)。此外，也可选用硝苯地平或卡普托利，但忌用柳胺苄心定和肼屈嗪，因柳胺苄心定对心肌有负性肌力作用，而后者可反射性增快心率和心排血量，加重心肌损害。

第四章 消化系统疾病

第一节 特异性食管炎

一、食管结核

(一)概述

食管结核是结核分枝杆菌引起的食管特异性肉芽肿性疾病,多来源于纵隔淋巴结结核,好发于食管中上段,患者多为年轻女性。

(二)分型

1.组织病理学

可分为 3 型:溃疡型、增生型、粟粒型。

(1)溃疡型:表现为食管黏膜单个溃疡或多个溃疡,大小不一,大多较浅表,少数溃疡也可穿透食管,致食管气管瘘。此型多见。

(2)增生型:大多发生在黏膜下层或肌层,干酪坏死病灶破溃至黏膜也可见溃疡。黏膜可正常,或仅见隆起,内含有结核结节。此型多为纵隔淋巴结结核侵犯所致,也可因食管纤维化致食管狭窄。

(3)粟粒型:最少见,黏膜上见多发颗粒状小结节,可并发牵拉性憩室。

2.病因学

食管结核分为原发性和继发性 2 种,原发性食管结核尤其少见,且多伴其他脏器的结核,其发病率低的原因为以下几种。

(1)食管为直通管状结构,黏膜也为纵行,结核分枝杆菌不易滞留。

(2)食管黏膜为鳞状上皮,对结核分枝杆菌有较强的抵抗力。

(3)食物、饮用水及唾液对食管内壁的冲刷作用,可减少结核分枝杆菌在食管内膜上停留时间。

(4)频繁的食管蠕动将食物及时推入胃内的过程,减少了结核分枝杆菌和食管壁的接触机会。

(5)食管的淋巴组织不丰富,形成结核的可能性小。

(6)食管下括约肌在防止胃内容物逆流入食管的同时,也减少了食管和结核分枝杆菌接触的机会。

（三）感染途径

1.邻近结核病灶直接侵及或蔓延

为食管结核的常见感染途径。常表现为纵隔淋巴结结核、脊柱结核和食管淋巴结结核直接侵及食管或者咽喉部结核向下蔓延至食管。

2.吞咽带菌的痰液

当全身抵抗力下降，食管局部免疫力降低，尤其并发食管真菌感染或肿瘤时，吞咽带菌的痰液而感染，多见于重型开放型肺结核。

3.经淋巴管蔓延

气管和支气管周围淋巴结结核可沿淋巴管逆行蔓延至食管。

4.血行播散

粟粒型结核的血行播散，其中以食管旁淋巴结结核侵及食管为最常见。

（四）临床表现

1.临床症状

由于病情的轻重不等而不同，多数表现不典型。疼痛、吞咽困难、胃灼热感、消瘦、盗汗、贫血及血沉增高等为其主要症状，胸骨后疼痛及吞咽困难是其最常见的症状，溃疡型的突出症状常表现为胸骨后或咽喉部持续性刺痛，吞咽时加重；增生型和粟粒型多表现为吞咽困难、吞咽哽噎、不能进硬食，吞咽困难可轻可重，也可进行性加重。

2.全身症状

有低热、进行性消瘦和食欲减退等。另外，食管结核也可被全身其他部位结核所掩盖，而食管本身不显示症状。

3.并发症

主要有穿孔、出血、狭窄、窦道及瘘管形成等，当合并食管胸主动脉瘘或食管纵隔瘘时可表现为吞咽困难和急性大出血而危及生命。

（五）检查

1.X线食管吞钡检查

表现多种多样，根据临床X线来确诊食管结核是不可能的，当出现下列表现时可提示食管结核。

(1)食管局部管壁僵硬、扩张度差、管腔狭窄，此时需与食管癌相鉴别。

(2)向腔内凸出的类圆形肿块，管腔扩张不良，常被疑为平滑肌瘤。

(3)管腔受外物压迫，有时甚至可见食管旁类圆形肿块。

2.内镜检查

内镜下，食管结核表现为：环堤样隆起的浅表溃疡，基底可呈灰白色，四周可见多个小结节状隆起，黏膜粗糙、糜烂；也可见黏膜肿胀、肥厚，甚至见肿物向腔内突出和管腔狭窄。有时可见多个黄色小点状隆起，或见瘘口、憩室。也可见外压性改变，腔内黏膜正常。

内镜表现无特异性，且一次活检不易有阳性结果，须多次活检，如病理组织学找到干酪坏死型肉芽肿可确诊。

(六)诊断及鉴别诊断

食管结核的临床表现及辅助检查多无特异性,诊断的关键在于提高对该病的警惕性。活检提示有干酪坏死型肉芽肿可确诊,活检组织结核分枝杆菌培养阳性亦可确诊。但在找不到干酪性肉芽肿的年轻患者,若按食管溃疡治疗效果不佳,要警惕食管结核的可能,可予以诊断性抗结核治疗,如在1个月内复查溃疡愈合,可确诊为结核。

临床上,食管结核和食管癌在临床表现、X线及内镜表现上很相似,容易误诊。鉴别诊断主要依据内镜或手术标本组织病理学检查。

(七)治疗

抗结核治疗适用于各型食管结核,疗效好,1个月后复查多见病灶明显好转,但必须坚持足量、联合和全程。

1.药物选择

(1)可供口服的药物:①异烟肼(INH),100 mg/次,每日3次。②利福平(RFP),150～200 mg/次,每日3次。③乙胺丁醇(EMB),0.25 g/次,每日3次。④吡嗪酰胺(PZA),0.25～0.5 g/次,每日3次。⑤氨硫脲(TB),25 mg/次,每日3次。上述药物亦可顿服。

(2)常用的注射药物:①链霉素(SM),每次0.75 g,肌内注射,每日1次;或每次0.5 g,肌内注射,每日2次。②卡那霉素(KM),用法同链霉素。

当上述针剂过敏或出现副反应时,亦可改用卷曲霉素(CPM)或紫霉素(VM)。

(3)疗程与方案:①长程化疗。异烟肼、乙胺丁醇、链霉素,3个月后停用链霉素,前2个药维持用15个月;异烟肼、利福平(或利福定)、链霉素,3个月后停用链霉素,前2个药维持治疗15个月。长程疗法的效果可靠,但疗程长,费用高,坚持全程不易。为克服这个缺点而发展了短程化疗。②短程化疗。以异烟肼、利福平和吡嗪酰胺强化治疗2个月,然后用异烟肼、利福平维持治疗,总疗程为6～9个月。一般6个月的疗程即可取得肯定的效果。但如果病情重,或有其他脏器的结核,以9个月疗程为妥。短疗程的关键在于异烟肼和利福平必须全程服用。用药期间必须注意药物对白细胞,以及肝、肾功能可能带来的副作用,应检测血常规及肝肾功能。

2.内镜下治疗

有食管狭窄者可行食管探条扩张术,并发气管、食管瘘者可在内镜直视下置入食管支架。

3.外科手术治疗

必要时可考虑,外科手术适应证为以下几种。

(1)症状明显者,经抗结核治疗无效。

(2)溃疡深,有穿透可能者。

(3)不能排除同时有食管癌者。

(4)有明显狭窄,经内科治疗无效者。

(5)并发气管-食管瘘者。

(6)增生型病灶>3 cm者。因病灶大,干酪样坏死易形成寒性脓肿,抗结核药物往往难以进入病灶中央。

(八)预后

食管结核抗结核治疗一般预后良好,也有未经治疗而自愈的。

二、食管梅毒

（一）概述

食管梅毒大多是由梅毒螺旋体随血行传播至食管引起，梅毒螺旋体极少侵及食管，原发于食管者更为罕见。

本病可为先天性，亦可为后天性。先天性经胎盘传染，后天性则为接触传染，可与食管结核和食管癌同时存在。

（二）病理分型

梅毒分为三期，其基本病变主要为血管周围炎，血管外围的淋巴细胞和浆细胞浸润，血管壁增厚，阻塞性动静脉内膜炎。晚期显示结核样改变，中心有干酪样坏死。结核样改变主要为三期梅毒所致。

（三）临床表现

主要为吞咽困难或吞咽时哽噎感，进展缓慢，时轻时重，伴或不伴轻重不一的胸骨后疼痛。

（四）检查

1.血清学试验

既往有康氏和华氏试验，现可选用的有性病研究试验室试验（VDRL）、不加热血清反应素试验（USR）、荧光螺旋体抗体吸收试验（PTA-ABS）、梅毒螺旋体血凝学试验（TPHA）和梅毒螺旋体制动试验（TPI）。

2.食管吞钡造影

可见食管壁僵硬，亦可见梗阻。

3.内镜检查

为非特异性，可见食管黏膜充血、水肿、糜烂、溃疡；亦可见白色斑块，或呈颗粒状；管腔不同程度狭窄，管壁僵硬。

4.病理活检

可发现血管周围炎、血管内膜炎及干酪性坏死。

（五）诊断及鉴别诊断

诊断主要依据梅毒感染史及临床表现、血清学检查、X 线、内镜检查及组织病理学检查等。当食管梅毒表现为食管占位性病变时，难以与食管肿瘤鉴别，鉴别主要依组织病理学检查。

（六）治疗

1.驱梅治疗

(1)普鲁卡因青霉素，80 万 U，肌内注射，每日 1 次，15 天为一疗程，总量为 1 200 万 U。

(2)长效青霉素，240 万 U，肌内注射，每周 1 次，3 周为一疗程，总量为 720 万 U。

(3)对青霉素过敏者，可采用红霉素，0.5 g，每日 4 次，30 天为一疗程，总量为 60 g。

(4)大环内酯类药，如琥乙红霉素、罗红霉素或四环素类药亦可使用。

2.内镜治疗

食管狭窄者，可酌情行内镜下食管扩张术。

三、霉菌性食管炎

(一)概述

霉菌性食管炎是霉菌侵入食管黏膜形成的假膜性炎,食管是胃肠道霉菌感染最常见的部位。霉菌性食管炎可由各种霉菌感染所致,如白念珠菌、曲霉菌、组织胞质菌、芽生菌及隐球菌等,其中90%以上为白念珠菌感染所致。白念珠菌是一种机会致病菌,正常情况下多寄生在正常人的口腔、消化道等而不致病。

霉菌性食管炎可分为两种类型:即原发性和继发性。原发性霉菌性食管炎很少见,临床上常见的为继发性霉菌性食管炎,多继发于长期接受广谱抗生素或皮质激素治疗者、进行放化疗治疗的晚期肿瘤患者,以及慢性病或老年体弱等免疫力低下患者。

(二)病因和发病机制

1.病因

进行化疗或放疗过程中的恶性肿瘤患者,长期接受广谱抗生素治疗或皮质激素治疗者,加上食管有运动功能障碍,慢性病或老年者机体免疫能力差:如再生障碍性贫血、糖尿病、营养不良者。近年来随着艾滋病发病率的增加、结核病的增加、器官移植的增多,霉菌性食管炎有增多趋势。上述情况导致机体免疫能力下降,尤其是细胞免疫能力下降,或黏膜受损和菌群失调易导致霉菌性食管炎。正常人用广谱抗生素发生霉菌性食管炎者,往往在伴有食管运动障碍的情况下发生。

2.发病机制

只有在机体出现下列病理生理情况下才致病。

(1)细胞介导的免疫功能受损。

(2)食管黏膜局部受损。

(3)菌群失调。

(4)食管运动功能障碍。

(三)临床表现

可伴有鹅口疮。轻者可无症状,或仅有进食时食物通过感、胸骨后疼痛。吞咽固体食物时感觉吞咽困难,为炎症水肿或纤维化所致,也可能有食管狭窄和梗阻。当念珠菌侵犯到血管时可引起消化道出血,甚至大出血。少数有自发食管穿孔的可能。儿童霉菌性食管炎多无上述吞咽困难及吞咽痛等典型表现,而最常见的临床表现为出血,多发生在食管下段。

(四)检查

1.免疫功能检查

如念珠菌抗原PPD、SK-SD等皮试常可发现其细胞免疫功能低下。血清念珠菌凝集素滴度则均在1∶160以上。

2.食管吞钡剂检查

常伴有食管运动障碍,如弥漫性食管痉挛或蠕动减弱,食管张力降低;可见黏膜紊乱,或呈颗粒状;严重患者偶可见到钡剂进入假膜下形成双重线征,此征有一定的特异性;也可见结节样或卵石样充盈缺损类似静脉曲张;偶有炎性水肿明显形成巨块型充盈缺损颇似食管癌;有时也发现多发性假憩室。但 X 线阳性率低，仅仅依靠 X 线检查难以诊断。

3.内镜检查

主要病变常发生在食管下 2/3，黏膜充血、水肿、糜烂、溃疡、表面覆白斑或假膜。用镜身摩擦斑块可脱落，暴露出鲜红色基底。

有研究将该病分为 4 级。第Ⅰ级：白斑为 2 mm 大小，略高过黏膜，黏膜充血、水肿、无溃疡。第Ⅱ级：多个白斑形成，黏膜充血、水肿、无溃疡。第Ⅲ级：白斑呈片状、线状、结节状，黏膜充血水肿，合并溃疡。第Ⅳ级：合并食管狭窄。白斑或假膜处活检及毛刷刷片可见到真菌。如活检见有菌丝侵入上皮或涂片见有霉菌菌丝者可确诊。

（五）诊断

诊断主要建立在临床表现、免疫功能检查、食管吞钡检查、内镜检查等，但确诊主要依靠内镜及组织病理学检查。

（六）治疗

主要为抗霉菌治疗。

(1)局部用药可用制霉菌素、两性霉素 B、克霉唑等。用甘油将制霉菌素调成糊状制剂疗效较好，具体用法：制霉菌素，100 万单位，每日 3～4 次，缓缓吞下，2 周为一疗程。由于食管解剖特点及其蠕动，使得药物难在管腔内较长时间滞留，影响药物与真菌接触时间，使真菌清除率较低，或容易复发。该药难以吸收，故无明显不良反应。

(2)口服可用氟康唑、酮康唑、伊曲康唑等，口服后吸收到血液中起到全身抗霉菌作用。

(3)严重病例也可静脉滴注大扶康（氟康唑）和两性霉素 B。具体用法：大扶康 0.2 g 静滴，每日 2 次，疗程为 2～4 周。

两性霉素 B 仍是目前作用最强的抗霉菌药但副作用极大，可有寒战高热，肝肾损害，疗程一般 2 周。因此用两性霉素 B 前应进行下列有关详细考虑和准备，以减轻可能的不良反应。

应用前先做真菌药物敏感试验，如大扶康敏感则优先用，如其耐药，再用两性霉素 B。

为尽可能减轻其不良反应，必须注意以下几点：①应选用偏小的剂量，如 0.3～0.5 mg/(kg·d)。②使用时不能用生理盐水溶解，应先用少量蒸馏水溶解，然后再溶入 500 mL 的葡萄糖中。③液体内应加碳酸氢钠 2 mL 以碱化。④再另外加用地塞米松 5 mg。⑤吲哚美辛 12.5 mg，输液前半小时口服。⑥使用时要用锡纸包住，以避光滴注。⑦滴速应慢，一般建议 500 mL 液体在 6 h 滴完。⑧使用时要有专人在床边护理，每 15 min 摇瓶 1 次，以防结晶。

（七）预后

大部分患者经过及时治疗可以治愈。据报道，霉菌性食管炎患者癌变率为 17.3%。因此对于霉菌性食管炎患者应密切随访，以防治癌变。

四、疱疹性食管炎

（一）概述

病毒性食管炎致病性微生物是疱疹病毒，故又名疱疹性食管炎。主要症状为胸骨后异物感或胸骨后疼，吞咽疼和吞咽困难，偶有食管出血。轻微感染多无症状。

（二）病因

主要病因为单纯疱疹病毒Ⅰ、Ⅱ，巨细胞病毒，EB病毒（Epstein-Barr virus，EBV）和带状疱疹病毒等。发病诱因多为肿瘤、器官移植、免疫性疾病等。另外，化疗患者及长期应用皮质激素治疗者、机体免疫力下降者均可发病，亦可偶见于健康人。

（三）临床表现

常见症状为吞咽疼痛、吞咽困难、胸骨后疼痛和胸骨后异物感等，其中急性吞咽痛是疱疹性食管炎最常见的症状。

（四）检查

1.气钡双重造影

可见多发小溃疡，但阳性率低。

2.内镜

可见水疱样改变，但少见；亦可见大小不等的溃疡，呈钻孔样或火山口状，底部充血、水肿、黏膜变脆，一般无苔。

3.血清学检查

可检查到有关病毒抗体阳性。

4.病理检查

可见黏膜水肿明显，上皮细胞呈气球样变性，并可发现病毒包涵体。活组织病毒培养可呈阳性。常合并真菌感染。

（五）诊断

免疫功能低下患者，伴上述食管炎症状者，应想到疱疹性食管炎的可能。X线、内镜下的典型表现可提示本病，确诊需组织病理学检查或疱疹病毒培养。

（六）治疗

1.营养支持和对症治疗

应警惕患者发生休克，给予维生素B制剂，必要时输液。

2.抗病毒治疗

阿昔洛韦10～20 mg/(kg·d)，静脉滴注，疗程为5～10天，对带状疱疹有效。聚肌胞2 mg，肌肉注射，每周2次，具有广谱抗病毒作用，效果也较好。

3.免疫方法

可给予丙种球蛋白和免疫制剂。

4.抑制胃酸

可用H_2受体阻滞剂，如西咪替丁、雷尼替丁、法莫替丁、尼扎替丁。亦可用质子泵抑制剂，奥美拉唑和兰索拉唑。

5.黏膜保护剂

可用麦滋林-S 0.67 g，每日3次，干吞。亦可用乳状的硫糖铝制剂，缓慢吞服。

第二节　消化性溃疡

消化性溃疡是指胃和十二指肠的慢性溃疡。各年龄均可发病，学龄儿童多见，婴幼儿多为继发性溃疡，胃溃疡和十二指肠溃疡发病率相近；年长儿多为原发性十二指肠溃疡，男孩多于女孩。

一、病因和发病机制

原发性消化性溃疡的病因复杂，与诸多因素有关，确切发病机制至今尚未完全阐明，目前认为溃疡的形成是由于对胃和十二指肠黏膜有损害作用的侵袭因子（酸、胃蛋白酶、胆盐、药物、微生物及其他有害物质）与黏膜自身的防御因素（黏膜屏障、黏液碳酸氢盐屏障、黏膜血流量、细胞更新、前列腺素、表皮生长因子等）之间失去平衡的结果。

（一）胃酸和胃蛋白酶

胃酸和胃蛋白酶是胃液的主要成分，也是对胃和十二指肠黏膜有侵袭作用的主要因素。十二指肠溃疡患者基础胃酸、壁细胞数量及壁细胞对刺激物质的敏感性均高于正常人，且胃酸分泌的正常反馈抑制亦发生缺陷，故酸度增高是形成溃疡的重要原因。因胃酸分泌随年龄而增加，因此年长儿消化性溃疡发病率较婴幼儿为高。胃蛋白酶不仅能水解食物蛋白质的肽链，也能裂解胃液中的糖蛋白、脂蛋白及结缔组织、破坏黏膜屏障。消化性溃疡患者胃液中蛋白酶及血清胃蛋白酶原水平均高于正常人。

（二）胃和十二指肠黏膜屏障

胃和十二指肠黏膜在正常情况下，被其上皮所分泌的黏液覆盖，黏液与完整的上皮细胞膜及细胞间连接形成一道防线，称黏液-黏膜屏障，能防止食物的机械摩擦，阻抑和中和腔内 H^+ 反渗至黏膜，上皮细胞分泌黏液和 HCO_3^-，可中和弥散来的 H^+。在各种攻击因子的作用下，这一屏障功能受损，即可影响黏膜血循环及上皮细胞的更新，使黏膜缺血、坏死而形成溃疡。

（三）幽门螺杆菌（helicobacter pylori，HP）感染

小儿十二指肠溃疡幽门螺杆菌检出率为 52.6％～62.9％，被根除后复发率即下降，说明幽门螺杆菌在溃疡病发病机制中起重要作用。

（四）遗传因素

消化性溃疡属常染色体显性遗传病，20％～60％患儿有家族史，O 型血的人十二指肠溃疡或胃溃疡发病率较其他型的人高，2/3 的十二指肠溃疡患者家族血清胃蛋白酶原升高。

（五）其他

外伤、手术后、精神刺激或创伤；暴饮暴食，过冷、油炸食品；对胃黏膜有刺激性的药物，如阿司匹林、非甾体消炎药、肾上腺皮质激素等。继发性溃疡是由于全身疾病引起的胃、十二指肠黏膜局部损害，见于各种危重疾病所致的应激反应。

二、病理

新生儿和婴儿多为急性溃疡，溃疡为多发性，易穿孔，亦易愈合。年长儿多为慢性，单发。十二指肠溃疡好发于球部，胃溃疡多发生在胃窦、胃体交界的弯侧。溃疡大小不等，胃镜下观察呈圆形或不规则圆形，也有呈椭圆形或线形，底部有灰白苔，周围黏膜充血、水肿。球部因黏膜充血、水肿，或因多次复发后，纤维组织增生和收缩而导致球部变形，有时出现假憩室。胃和十二指肠同时有溃疡存在时称复合溃疡。

三、临床表现

年龄不同，临床表现多样，年龄越小，越不典型。

（一）年长儿

以原发性十二指肠溃疡多见，主要表现为反复发作脐周及腹上区胀痛、烧灼感，饥饿时或夜间多发；严重者可出现呕血、便血、贫血；部分病例可有穿孔，穿孔时疼痛剧烈并放射至背部。也有仅表现为贫血、粪便潜血试验阳性者。

（二）学龄前期

多数为十二指肠溃疡。腹上区疼痛不如年长儿典型，常为不典型的脐周围疼痛，多为间歇性。进食后疼痛加重，呕吐后减轻。消化道出血亦常见。

（三）婴幼儿期

十二指肠溃疡略多于胃溃疡。发病急，首发症状可为消化道出血或穿孔。主要表现为食欲差，进食后呕吐。腹痛较为明显，不很剧烈。多在夜间发作，吐后减轻，腹痛与进食关系不密切。可发生呕血、便血。

（四）新生儿期

应激性溃疡多见，常见原发病有早产儿窒息缺氧、败血症、低血糖、呼吸窘迫综合征和中枢神经系统疾病等。多数为急性起病，呕血、黑便。生后 24～48 h 亦可发生原发性溃疡，突然出现消化道出血、穿孔或两者兼有。

四、并发症

主要为出血、穿孔和幽门梗阻。常可伴发缺铁性贫血。重症可出现失血性休克。如溃疡穿孔至腹腔或邻近器官，可出现腹膜炎、胰腺炎等。

五、辅助检查

（一）粪便隐血试验

素食 3 天后检查，阳性者提示溃疡有活动性。

（二）胃液分析

用五肽促胃液素法观察基础酸排量和酸的最大分泌量，十二指肠溃疡患儿明显增高。但有的胃溃疡患者胃酸正常或偏低。

（三）幽门螺杆菌检测方法

可通过胃黏膜组织切片染色与培养，尿素酶试验，核素标记尿素呼吸试验检测 HP 或通过血清学检测抗 HP 的 IgG～IgA 抗体，PCR 法检测 HP 的 DNA。

（四）胃肠 X 线钡餐造影

发现胃和十二指肠壁龛影可确诊；溃疡对侧切迹，十二指肠壶腹部痉挛、畸形对本病有诊断参考价值。

（五）纤维胃镜检查

纤维胃镜检查是当前公认诊断溃疡病准确率最高的方法。内镜观察可估计溃疡灶大小、溃疡周围炎症的轻重、溃疡表面有无血管暴露和评估药物治疗的效果，同时又可采取黏膜活检做病理组织学和细菌学检查。

六、诊断及鉴别诊断

诊断主要依靠症状、体征、X 线检查及纤维胃镜检查。由于小儿消化性溃疡的症状和体征不如成人典型，常易误诊和漏诊，对有临床症状的患儿应及时进行胃镜检查，尽早明确诊断。有腹痛者应与肠痉挛、蛔虫病、结石等鉴别；有呕血者在新生儿和小婴儿与新生儿出血症、食管裂孔疝、败血症鉴别；年长儿与食管静脉曲张破裂及全身出血性疾病鉴别。便血者与肠套叠、憩室、息肉、过敏性紫癜鉴别。

七、治疗

原则是消除症状，促进疡愈合，防止并发症的发生。

（一）一般治疗

饮食定时定量，避免过饥、过饱、过冷，避免过度疲劳及精神紧张。注意饮食，禁忌吃刺激性强的食物。

（二）药物治疗

1.抗酸和抑酸剂

目的是减低胃、十二指肠液的酸度，缓解疼痛，促进溃疡愈合。

（1）H_2受体拮抗剂：可直接抑制组胺、阻滞乙酰胆碱和促胃液素分泌，达到抑酸和加速溃疡愈合的目的。常用西咪替丁，10～15 mg/(kg・d)，分 4 次于饭前 10～30 min 口服；雷尼替丁，3～5 mg/(kg・d)，每 12 h 一次，或每晚一次口服；或将上述剂量分 2～3 次，用 5%～10% 葡萄糖液稀释后静脉滴注，肾功能不全者剂量减半。疗程均为 4～8 周。

（2）质子泵抑制剂：作用于胃黏膜壁细胞，降低壁细胞中的 H^+-K^+-ATP 酶活性，阻抑 H^+ 从细胞质内转移到胃腔而抑制胃酸分泌。常用奥美拉唑，剂量为 0.7 mg/(kg・d)，清晨顿服，疗程 2～4 周。

2.胃黏膜保护剂

（1）硫糖铝：常用剂量为 10～25 mg/(kg・d)，分 4 次口服，疗程 4～8 周。肾功能不全者禁用。

（2）枸橼酸铋钾：剂量 6～8 mg/(kg・d)，分 3 次口服，疗程 4～6 周。本药有导致神经系统不可逆损害和急性肾功能不全等不良反应，长期大剂量应用时应谨慎，最好有血铋监测。

(3)呋喃唑酮：剂量 5～10 mg/(kg·d)，分 3 次口服，连用 2 周。

(4)蒙脱石粉：麦滋林-S 颗粒亦具有保护胃黏膜、促进溃疡愈合的作用。

3.抗幽门螺杆菌治疗

幽门螺杆菌与小儿消化性溃疡的发病密切相关，根除幽门螺杆菌可显著地降低消化性溃疡的复发率和并发症的发生率。临床上常用的药物有枸橼酸铋钾 6～8 mg/(kg·d)；阿莫西林 50 mg/(kg·d)；克拉霉素 15～30 mg/(kg·d)；甲硝唑 25～30 mg/(kg·d)。

由于幽门螺杆菌栖居部位环境的特殊性，不易被根除，目前多主张联合用药(二联或三联)。以铋剂为中心药物的治疗方案为：枸橼酸铋钾 6 周＋阿莫西林 4 周，或＋甲硝唑 2～4 周，或＋呋喃唑酮 2 周。亦有主张使用短程低剂量二联或三联疗法者，即奥美拉唑＋阿莫西林或克拉霉素 2 周，或奥美拉唑＋克拉霉素＋甲硝唑 2 周，根除率可达 95%以上。

(三)外科治疗

外科治疗的指征为：①急性大出血。②急性穿孔。③器质性幽门梗阻。

第三节　功能性消化不良

功能性消化不良(functional dyspepsia，FD)是指有持续存在或反复发作的上腹痛、腹胀、早饱、嗳气、厌食、胃灼热、泛酸、恶心及呕吐等消化功能障碍症状，经各项检查排除器质性疾病的一组小儿消化内科最常见的临床综合征。功能性消化不良的患儿主诉各异，又缺乏肯定的特异病理生理基础，因此，对这一部分患者，曾有许多命名，主要有功能性消化不良、非溃疡性消化不良(nonulcer dyspepsia，NUD)、特发性消化不良(idiopathic dyspepsia)、原发性消化不良(essential dyspepsia)、胀气性消化不良(flatulent dyspepsia)以及上腹不适综合征(epigastric distress syndrome)等。目前国际上多采用前 3 种命名，而功性消化不良尤为大多数学者所接受。

一、流行病学

FD 发病十分普遍，美国东北部郊区 507 名社区青少年调查发现，5%～10%的受调查者具有典型的消化不良症状。西伯利亚青少年消化不良调查表明，女性患病率为 27%，男性为 16%。意大利北部校园儿童研究表明 3.5%存在溃疡样消化不良的表现，3.7%存在动力障碍样消化不良，但本研究中未纳入 12 岁以上的青少年，所以患病率低。一项在儿科消化专科门诊进行的研究表明，4～9 岁功能性胃肠病患儿中，13.5%被诊断为消化不良，10～18 岁中有 10.2%有消化不良。

在我国此病有逐年上升的趋势，以消化不良为主诉的成人患者约占普通内科门诊的 11%、占消化专科门诊的 53%。国内儿科患者中功能性消化不良的发病率尚无规范的统计。

二、病因及发病机制

FD的病因不明，其发病机制亦不清楚。目前认为是多种因素综合作用的结果。这些因素包括了饮食和环境、胃酸分泌、幽门螺杆菌感染、消化道运动功能异常、心理因素以及一些其他胃肠功能紊乱性疾病，如胃食管反流性疾病(GERD)、吞气症及肠易激综合征等。

1.饮食与环境因素

FD患者的症状往往与饮食有关，许多患者常常主诉一些含气饮料、咖啡、柠檬或其他水果以及油炸类食物会加重消化不良。虽然双盲法食物诱发试验对食物诱因的意义提出了质疑，但许多患儿仍在避免上述食物并平衡了膳食结构后感到症状有所减轻。

2.胃酸

部分FD的患者会出现溃疡样症状，如饥饿痛，在进食后渐缓解，腹部有指点压痛，当给予制酸剂或抑酸药物症状可在短期内缓解。这些都提示这类患者的发病与胃酸有关。

然而绝大多数研究证实FD患者基础胃酸和最大胃酸分泌量没有增加，胃酸分泌与溃疡样症状无关，症状程度与最大胃酸分泌也无相关性。所以，胃酸在功能性消化不良发病中的作用仍需进一步研究。

3.慢性胃炎与十二指肠炎

功能性消化不良患者中有30%～50%经组织学检查证实为胃窦胃炎，欧洲不少国家将慢性胃炎视为功能性消化不良，认为慢性胃炎可能通过神经及体液因素影响胃的运动功能，也有作者认为非糜烂性十二指肠炎也属于功能性消化不良。应当指出的是，功能性消化不良症状的轻重并不与胃黏膜炎症病变相互平行。

4.幽门螺杆菌感染

幽门螺杆菌是一种革兰阴性细菌，一般定植于胃的黏液层表面。幽门螺杆菌感染与功能性消化不良关系的研究结果差异很大，有些研究认为幽门螺杆菌感染是FD的病理生理因素之一，因为在成人中，功能性消化不良患者的胃黏膜内常可发现幽门螺杆菌，检出率在40%～70%之间。但大量的研究却表明:FD患者的幽门螺杆菌感染率并不高于正常健康人，阳性幽门螺杆菌和阴性幽门螺杆菌者的胃肠运动和胃排空功能无明显差异，且幽门螺杆菌阳性的FD患者经根除幽门螺杆菌治疗后其消化不良症状并不一定随之消失，进一步研究证实幽门螺杆菌特异性抗原与FD无相关性，甚至其特异血清型CagA与任何消化不良症状或任何原发性功能性上腹不适症状均无关系。目前国内学者的共识意见为幽门螺杆菌感染为慢性活动性胃炎的主要病因，有消化不良症状的幽门螺杆菌感染者可归属于FD范畴。

5.胃肠运动功能障碍

许多的研究都认为FD其实是胃肠道功能紊乱的一种。它与其他胃肠功能紊乱性疾病有着相似的发病机制。近年来随着对胃肠功能疾病在生理学(运动-感觉)、基础学(脑-肠作用)及精神社会学等方面的进一步了解，并基于其所表现的症状及解剖位置，罗马委员会制定了新的标准，即罗马Ⅲ标准。罗马Ⅲ标准不仅包括诊断标准，亦对胃肠功能紊乱的基础生理、病理、神经支配及胃肠激素、免疫系统做了详尽的叙述，同时在治疗方面也提出了指导性意见。因此罗马Ⅲ标准是目前世界各国用于功能性胃肠疾病诊断、治疗的一个共识。

该标准认为：胃肠道运动在消化期与消化间期有不同的形式和特点。消化间期运动的特点则是呈现周期性移行性综合运动。空腹状态下由胃至末端回肠存在一种周期性运动形式，称为消化间期移行性复合运动（migrating motor complex，MMC）。在正常餐后 4～6 h，这种周期性、特征性的运动起于近端胃，并缓慢传导到整个小肠。

每个 MMC 由 4 个连续时相组成：Ⅰ相为运动不活跃期；Ⅱ相的特征是间断性蠕动收缩；Ⅲ相时胃发生连续性蠕动收缩，每个慢波上伴有快速发生的动作电位（峰电位），收缩环中心闭合而幽门基础压力却不高，处于开放状态，故能清除胃内残留食物；Ⅳ相是Ⅲ相结束回到Ⅰ相的恢复期。与之相对应，在Ⅱ期还伴有胃酸分泌、胰腺和胆汁分泌。消化间期，这种特征性运动有规则的重复出现，每一周期 90 min 左右。空腹状态下，十二指肠最大收缩频率为 12 次/分，从十二指肠开始 MMC 向远端移动速度为 5～10 cm/min，90 min 后达末端回肠，其作用是清除肠腔内不被消化的颗粒。

消化期的运动形式比较复杂。进餐打乱了消化间期的活动，出现一种特殊的运动类型：胃窦-十二指肠协调收缩。胃底出现容受性舒张，远端胃出现不规则时相性收缩，持续数分钟后进入较稳定的运动模式，即 3 次/分的节律性蠕动性收缩，并与幽门括约肌的开放和十二指肠协调运动，推动食物进入十二指肠。此时小肠出现不规则、随机的收缩运动，并根据食物的大小和性质，使得这种运动模式可维持 2.5～8 h。此后当食物从小肠排空后，又恢复消化间期模式。

在长期的对 FD 患者的研究中发现：约 50％FD 患者存在餐后胃排空延迟，可以是液体和（或）固体排空障碍。小儿 FD 中有 61.53％胃排空迟缓。这可能是胃运动异常的综合表现，胃近端张力减低、胃窦运动减弱以及胃电紊乱等都可以影响胃排空功能。胃内压力测定发现，25％功能性消化不良胃窦运动功能减弱，尤其餐后明显低于健康人，甚至胃窦无收缩。儿童中，FD 患儿胃窦收缩幅度明显低于健康儿。胃容量-压力关系曲线和电子恒压器检查发现患者胃近端容纳舒张功能受损，胃顺应性降低，近端胃壁张力下降。

部分 FD 患者有小肠运动障碍，以近端小肠为主，胃窦十二指肠测压发现胃窦-十二指肠运动不协调，主要是十二指肠运动紊乱，约有 1/3 的 FD 存在肠易激综合征。

6.内脏感觉异常

许多功能性消化不良的患者对生理或轻微有害刺激的感受异常或过于敏感。一些患者对灌注酸和盐水的敏感性提高；一些患者即使在使用了 H_2受体拮抗剂阻断酸分泌的情况下，静脉注射五肽胃泌素仍会发生疼痛。一些研究报道，球囊在近端胃膨胀时，功能性消化不良患者的疼痛往往会加重，他们疼痛发作时球囊膨胀的水平显著低于对照组。因此，内脏感觉的异常在功能性消化不良中可能起到了一定作用。但这种感觉异常的基础尚不清楚，初步研究证实功能性消化不良患者存在两种内脏传入功能障碍，一种是不被察觉的反射传入信号，另一种为感知信号。两种异常可单独存在，也可以同时出现于同一患者。当胃肠道机械感受器感受扩张刺激后，受试者会因扩张容量的逐渐增加而产生感知、不适及疼痛，从而获得不同状态的扩张容量，功能性消化不良患者感知阈明显低于正常人，表明患者感觉过敏。

7.心理社会因素

心理学因素是否与功能性消化不良的发病有关一直存在着争议。国内有学者曾对 186 名 FD 患者的年龄、性别、生活习惯以及文化程度等进行了解，并做了焦虑及抑郁程度的评定，结果发现 FD 患者以年龄偏大的女性多见，它的发生与焦虑及抑郁有较明显的关系。但目前尚无确切的证据表明功能性消化不良症状与精神异常或慢性应激有关。功能性消化不良患者重大生活应激事件的数量也不一定高于其他人群，但很可能这些患者对应激的感受程度要更高。所以作为医师，要了解患者的疾病就需要了解患者的性格特征及生活习惯等，这可能对治疗非常重要。

8.其他胃肠功能紊乱性疾病

(1)胃食管反流性疾病(gastroesophageal reflux disease，GERD)：胃灼热和反流是胃食管反流的特异性症状，但是许多 GERD 患者并无此明显症状，有些患者主诉既有胃灼热又有消化不良。目前有许多学者已接受了以下看法：有少数 GERD 患者并无食管炎，许多 GERD 患者具有复杂的消化不良病史，而不仅是单纯胃灼热与酸反流症状。用食管 24 h pH 监测研究发现：约有 20%的功能性消化不良患者和反流性疾病有关。最近报告的 20 例小儿厌食中，12 例(60%)有胃食管反流。因此，有充分的理由认为胃食管反流性疾病和某些功能性消化不良的病例有关。

(2)吞气症：许多患者常下意识地吞入过量的空气，导致腹胀、饱胀和嗳气，这种情况也常继发于应激或焦虑。对于此类患者，治疗中进行适当的行为调适往往非常有效。

(3)肠易激综合征(IBS)：功能性消化不良与其他胃肠道紊乱之间常常有许多重叠。约有 1/3 的 IBS 患者有消化不良症状；功能性消化不良患者中有 IBS 症状的比例也近似。

三、临床表现及分型

临床症状主要包括上腹痛、腹胀、早饱、嗳气、厌食、胃灼热、泛酸、恶心和呕吐。病程多在 2 年内，症状可反复发作，也可在相当一段时间内无症状。可以某一症状为主，也可有多个症状的叠加。多数难以明确引起或加重病情的诱因。

1989 年，美国芝加哥 FD 专题会议将功能性消化不良分为 5 个亚型：反流样消化不良、运动障碍样消化不良、溃疡样消化不良、吞气症及特发性消化不良。目前采用较多的是 4 型分类：①运动障碍样型。②反流样型。③溃疡样型。④非特异型。

1.运动障碍样消化不良

此型患者的表现以腹胀、早饱及嗳气为主。症状多在进食后加重。过饱时会出现腹痛、恶心，甚至呕吐。动力学检查 50%～60%患者存在胃近端和远端收缩和舒张障碍。

2.反流样消化不良

突出的表现是胸骨后痛、胃灼热、反流。内镜检查未发现食管炎，但 24 h pH 监测可发现部分患者有胃食管反流。对于无酸反流者出现此类症状，认为与食管对酸敏感性增加有关。

3.溃疡样消化不良

主要表现与十二指肠溃疡特点相同，夜间痛、饥饿痛、进食或服抗酸剂能缓解，可伴有反酸，少数患者伴胃灼热，症状呈慢性周期性。内镜检查未发现溃疡和糜烂性炎症。

4.非特异型消化不良

消化不良表现不能归入上述类型者，常合并肠易激综合征。2006 年颁布的罗马Ⅱ标准对 FD 的诊断更加明确及细化：指经排除器质性疾病、反复发生上腹痛、烧灼感、餐后饱胀或早饱半年以上且近3个月有症状，成人根据主要症状的不同还将FD分为餐后不适综合征(postprandial distress syndrome，PDS，表现为餐后饱胀或早饱)和腹痛综合征(epigastric pain syndrome，EPS，表现为上腹痛或烧灼感)两个亚型。

四、诊断及鉴别诊断

(一)诊断

对于功能性消化不良的诊断，首先应排除器质性消化不良。除了仔细询问病史及全面体检外，应进行以下的器械及实验室检查：①血常规。②粪隐血试验。③上消化道内镜。④肝胆胰超声。⑤肝肾功能。⑥血糖。⑦甲状腺功能。⑧胸部X检查。其中①～④为第一线检查，⑤～⑧为可选择性检查，多数根据第一线检查即可基本确定功能性消化不良的诊断。

此外，近年来开展的胃食管24 h pH监测、超声或放射性核素胃排空检查以及胃肠道压力测定等多种胃肠道动力检查手段，在FD的诊断与鉴别诊断上也起到了十分重要的作用。许多原因不明的腹痛、恶心及呕吐患者往往经胃肠道压力检查找到了病因，这些检查也逐渐开始应用于儿科患者。

(二)功能性消化不良通用的诊断标准

(1)慢性上腹痛、腹胀、早饱、嗳气、泛酸、胃灼热、恶心、呕吐、喂养困难等上消化道症状，持续至少4周。

(2)内镜检查未发现胃及十二指肠溃疡、糜烂和肿瘤等器质性病变，未发现食管炎，也无上述疾病史。

(3)实验室检查：B超及X线检查排除肝、胆、胰疾病。

(4)无糖尿病、结缔组织病、肾脏疾病及精神病史。

(5)无腹部手术史。

(三)儿童功能性消化不良的罗马Ⅱ诊断标准

必须包括以下所有项：

(1)持续或反复发作的上腹部(脐上)疼痛或不适。

(2)排便后不能缓解，或症状发作与排便频率或粪便性状的改变无关(即除外肠易激综合征)。

(3)无炎症性、解剖学、代谢性或肿瘤性疾病的证据可以解释患儿的症状。

诊断前至少2个月内，症状至少每周出现1次，符合上述标准。

(四)鉴别诊断

1.胃食管反流

胃食管反流性疾病功能性消化不良中的反流亚型与其鉴别困难。胃食管反流性疾病具有典型或不典型反流症状，内镜证实有不同程度的食管炎症改变，24 h食管pH监测有酸反应，无内镜下食管炎表现的患者属于反流样消化不良或胃食管反流性疾病不易确定，但两者在治疗上是相同的。

2.具有溃疡样症状的器质性消化不良

十二指肠溃疡、十二指肠炎、幽门管溃疡、幽门前区溃疡、糜烂性胃窦炎。在诊断功能性消化不良溃疡亚型前，必须进行内镜检查以排除以上器质性病变。

3.胃轻瘫

许多全身性的或消化道疾病均可引起胃排空功能的障碍，造成胃轻瘫。较常见的原因有糖尿病、尿毒症及结缔组织病。在诊断功能性消化不良运动障碍亚型时，应仔细排除其他原因所致的胃轻瘫。

4.慢性难治性腹痛(CIPA)

CIPA患者70％为女性，多有身体或心理创伤史。患者常常主诉有长期腹痛(超过6个月)，且腹痛弥漫，多伴有腹部以外的症状。大多数患者经过广泛的检查而结果均为阴性。这类患者多数有严重的潜在的心理疾患，包括抑郁、焦虑和躯体形态的紊乱。他们常坚持自己有严重的疾病并要求进一步检查。对这类患者应提供多种方式的心理、行为和药物联合治疗。

五、预防

并非所有的功能性消化不良的患儿均需接受药物治疗。有些患儿根据医师诊断得知无病及检查结果亦属正常后，可通过改变生活方式与调整食物种类来预防。如建立良好的生活习惯，避免心理紧张因素和刺激性食物，避免服用非甾体消炎药。对于无法停药者应同时应用胃黏膜保护剂或 H_2受体拮抗剂。

六、治疗

(一)一般治疗

一般说来，治疗中最重要的是在医师和患者之间建立一种牢固的治疗关系。医师应通过详细询问病史和全面细致的体格检查取得患者的信赖。经过初步检查之后，应与患者讨论鉴别诊断，包括功能性消化不良的可能。应向患者推荐合理的诊断和检查步骤，并向患者解释他们所关心的问题。经过诊断性检查之后，应告诉患者功能性消化不良的诊断，同时向他们进行宣教，消除疑虑，抑制“过分检查”的趋势，将重点从寻找症状的原因转移到帮助患者克服这些症状。

医师应该探究患者的生活应激情况，包括患者与家庭、学校、人际关系及生活环境有关的事物。改变他们的生活环境是不太可能的，应指导患者减轻应激反应的措施，如体育锻炼和良好的饮食睡眠习惯。

还应了解患者近期的饮食或用药的改变。要仔细了解可能使患者症状加重的食物和药物，并停止使用。

(二)药物治疗

对于功能性消化不良，药物治疗的效果不太令人满意。目前为止没有任何一种特效的药物可以使症状完全缓解。而且，症状的改善也可能与自然病程中症状的时轻时重有关，或者是安慰剂的作用。所以治疗的重点应放在生活习惯的改变和采取积极的克服策略上，而非一味地依赖于药物。在症状加重时，药物治疗可能会有帮助，但应尽量减少用量，只有在有明确益处时才可长期使用。下面介绍一下治疗功能性消化不良的常用药物。

1.抗酸剂和制酸剂

(1)抗酸剂：在消化不良的治疗用药中，抗酸剂是应用最广泛的一种。在西方国家这是一种非处方药，部分患者服用抗酸剂后症状缓解，但也有报告抗酸剂与安慰剂在治疗功能性消化不良方面疗效相近。

抗酸剂（碳酸氢钠、氢氧化铝、氧化镁、三硅酸镁）：在我国常用的有碳酸钙口服液、复方氢氧化铝片及胃达。这类药物对于缓解饥饿痛、反酸及胃灼热等症状有较明显的效果。但药物作用时间短，需多次服用，而长期服用易引起不良反应。

（2）抑酸剂：抑酸剂主要指 H_2受体拮抗剂和质子泵抑制剂。H_2受体拮抗剂治疗功能性消化不良的报道很多，药物的疗效在统计学上显著优于安慰剂。主要有西咪替丁、雷尼替丁及法莫替丁等。它们抑制胃酸的分泌，无论对溃疡亚型和反流亚型都有明显的效果。

质子泵抑制剂奥美拉唑，可抑制壁细胞 H^+-K^+-ATP 酶，抑制酸分泌作用强，持续时间长，适用于 H_2受体拮抗剂治疗无效的患者。

2.促动力药物

根据有对照组的临床验证，现已肯定甲氧氯普胺（胃复安）、多潘立酮（吗丁啉）及西沙比利对消除功能性消化不良诸症状确有疗效。儿科多潘立酮应用较多。

（1）甲氧氯普胺：有抗中枢和外周多巴胺作用，同时兴奋 5-HT_4受体，促进内源性乙酰胆碱释放，增加胃窦-十二指肠协调运动，促进胃排空。儿童剂量每次 0.2 mg/kg，3～4 次/日，餐前 15～20 min 服用。因不良反应较多，故临床应用逐渐减少。

（2）多潘立酮：为外周多巴胺受体阻抗剂，可促进固体和液体胃排空，抑制胃容纳舒张，协调胃窦-十二指肠运动，松弛幽门，从而缓解消化不良症状。儿童剂量每次 0.3 mg/kg，3～4 次/日，餐前 15～30 min 服用。1 岁以下儿童由于血-脑屏障功能发育尚未完全，故不宜服用。

（3）西沙必利：通过促进胃肠道肌层神经丛副交感神经节后纤维末梢乙酰胆碱的释放，增强食管下端括约肌张力，加强食管、胃、小肠和结肠的推进性运动。对胃的作用主要有增加胃窦收缩，改善胃窦-十二指肠协调运动。降低幽门时相性收缩频率，使胃电活动趋于正常，从而加速胃排空。儿童剂量每次 0.2 mg/kg，3～4 次/日，餐前 15～30 min 服用。临床研究发现该药能明显改善消化不良症状，但因心脏的副作用，故应用受到限制。

（4）红霉素：虽为抗生素，也是胃动素激动剂，可增加胃近端和远端收缩活力，促进胃推进性蠕动，加速空腹和餐后胃排空，可用于小儿 FD。

3.胃黏膜保护剂

这类药物主要有硫糖铝、米索前列醇、恩前列素及蒙脱石散等。临床上这类药物的应用主要是由于功能性消化不良的发病可能与慢性胃炎有关，患者可能存在胃黏膜屏障功能的减弱。

4.5-HT_3受体拮抗剂和阿片类受体激动剂

这两类药物促进胃排空的作用很弱，用于治疗功能性消化不良患者的原理是调节内脏感觉阈。但此类药在儿科中尚无用药经验。

5.抗焦虑药

国内有人使用小剂量多塞平和多潘立酮结合心理疏导治疗功能性消化不良患者，发现对上腹痛及嗳气等症状有明显的缓解作用，较之不使用多塞平的患者有明显提高。因此，在对 FD 的治疗中，利用药物对心理障碍进行治疗有一定的临床意义。

第四节　先天性巨结肠

先天性巨结肠又称先天性无神经节细胞症或赫什朋病（HD），是由于直肠或结肠远端的肠管持续痉挛，粪便淤滞在近端结肠处，使肠管肥厚、扩张。本病是小儿常见的先天性肠道畸形，发病率为 1/5 000～1/2 000，男女之比为 3∶1 至 4∶1，有遗传倾向。

一、病因和病理生理

目前认为是多基因遗传和环境因素共同作用的结果。其基本病理变化是肠壁肌间和黏膜下神经丛内缺乏神经节细胞，无髓鞘性的副交感神经纤维数量增加且变粗。在形态学上可分为扩张段、移行区、痉挛段 3 部分。除形成巨结肠外，其他病理生理变化有排便反射消失等。根据病变肠管痉挛段的长度，本病可分为：①常见型（约占 85%）。②短段型（10%左右）。③长段型（4%左右）。④全结肠型（1%左右）。

二、临床表现

（一）胎便排出延迟、顽固性便秘和腹胀

生后 48 h 内多无胎便或少量胎便，于 2～3 天出现低位肠梗阻症状。以后即有顽固性便秘，3～7 天以至于 1～2 周排便 1 次。严重者发展成不灌肠不排便。痉挛段愈长，出现便秘时间愈早、愈严重。腹胀逐渐加重，腹壁紧张发亮，有静脉扩张，可见肠型及蠕动波，肠鸣音增强，膈肌上升引起呼吸困难。

（二）呕吐、营养不良、发育迟缓

可出现呕吐，量不多，呕吐物含少量胆汁，严重者可见粪样液。加上长期腹胀、便秘，患儿食欲下降，影响营养物质吸收，致发育迟缓、消瘦、贫血或有低蛋白血症伴水肿。

（三）直肠指检

直肠壶腹部空虚，拔指后由于近端肠管内积存大量粪便，可排出恶臭气体及大便。

三、并发症

（一）小肠结肠炎

小肠结肠炎为最常见和最严重的并发症，尤其是新生儿期。由于远端肠梗阻使结肠高度扩张，导致肠黏膜缺血，降低了黏膜的屏障作用，使粪便的代谢产物、细菌、毒素进入血液循环，患儿出现高热、高度腹胀、呕吐、排出恶臭并带血的稀便。肠黏膜缺血处可产生水肿、溃疡，引起全血便及肠穿孔。重者炎症侵犯肌层，出现浆膜面充血、水肿，导致渗出性腹膜炎。由于腹泻及扩大肠管内大量肠液积存，产生脱水、酸中毒、高热、脉快、血压下降，若不及时治疗，可引起较高的病死率。

(二)肠穿孔

多见于新生儿，常见的穿孔部位为乙状结肠和盲肠。

(三)继发感染

如败血症、肺炎等。

四、辅助检查

(一)X线检查

一般可确定诊断。

1.腹部立位平片

多显示低位结肠梗阻，近端结肠扩张，盆腔无气体。

2.钡剂灌肠检查

其诊断率在90%左右，可显示痉挛段及其上方的扩张肠管，排钡功能差，24 h后仍有钡剂存留。若黏膜皱襞变粗(锯齿状变化)，提示伴有小肠结肠炎。

(二)直肠、肛门测压检查

确诊率为76%～100%。测定直肠、肛门括约肌的反射性压力变化，患儿压力升高。此法在10天以内的新生儿有时可出现假阳性结果，故不适用。

(三)直肠黏膜活检

染色判断神经节细胞的有无。组化方法测定乙酰胆碱含量和胆碱酯酶活性，患儿这两项均较正常儿高出5～6倍，但对新生儿诊断率较低。还可用免疫组化法检测神经元特异性烯醇化酶等。

(五)肌电图检查

患儿直肠和乙状结肠远端的肌电图波形低矮，频率低，不规则，峰波消失。

五、诊断和鉴别诊断

凡新生儿生后胎粪排出延迟或不排胎粪，伴有腹胀、呕吐，应考虑本病。婴幼儿有长期便秘史和腹胀等体征者应立即进行特殊检查，以便明确诊断。应与以下疾病鉴别。

(一)新生儿期

1.胎粪栓综合征(胎粪便秘)

由于胎粪浓缩稠厚，可出现一过性低位肠梗阻症状，经灌肠排出胎粪后，即可正常排便且不再复发。

2.先天性肠闭锁

新生儿回肠或结肠闭锁，表现为低位肠梗阻症状，直肠指检仅见少量灰白色胶冻样便，用盐水灌肠亦不能排便。腹部直位平片可见整个下腹部无气，钡剂灌肠X线造影可明确诊断。

3.新生儿坏死性小肠结肠炎

与先天性巨结肠伴小肠结肠炎者很难鉴别。本病多为早产儿，出生后有窒息、缺氧、休克的病史，且有便血。X线平片显示肠壁有气囊肿和(或)门静脉积气。

(二)婴儿和儿童期

1.继发性巨结肠

肛门、直肠末端有器质性病变,如先天性肛门狭窄、术后瘢痕狭窄或直肠外肿瘤压迫等使排便不畅、粪便滞留、结肠继发扩张。经肛诊可以确诊。

2.特发性巨结肠

该症与排便训练不当有关,特点是患儿直、结肠有正常的神经节细胞。表现为无新生儿期便秘史,2～3岁出现症状,慢性便秘常伴肛门污便,便前常有腹痛。肛诊感觉除直肠扩张积便外,括约肌处于紧张状态,直肠肛门测压有正常反射。

3.功能性便秘

功能性便秘是一种原因不明的慢性便秘,分为慢传输型、出口梗阻型及混合型。表现为排便次数少、排便费力、粪质较硬或呈球状、排便不尽感,有时需借助人工方式(手抠)协助排便。诊断需钡剂灌肠或肠镜检查排除器质性疾病。

六、治疗

(一)治疗原则

先天性巨结肠便秘症状顽固,难以用非手术方法解决,尤其是无神经节细胞段长者更困难,确诊后均应准备手术治疗,但应考虑以下问题。

(1)婴幼儿一般情况差,梗阻症状严重,且合并其他先天性畸形或小肠结肠炎者,宜先控制感染,给肠外静脉营养加强支持治疗,必要时做肠造瘘术,待情况好转后再行巨结肠根治术。

(2)新生儿、婴儿巨结肠经扩肛、用开塞露或缓泻药可维持每天排便,其营养发育保持在正常水平,可将根治术延迟到6个月后进行。

(二)保守治疗

(1)口服缓泻剂、润滑剂,帮助排便。

(2)使用开塞露、扩肛等刺激括约肌,诱发排便。

(3)灌肠:肛管插入深度要超过狭窄段,每日1次注入生理盐水,揉腹后使灌肠水与粪水排出,反复数次,逐渐使积存的粪便排出。

(三)手术治疗的目的

手术治疗针对的是无神经节细胞的痉挛段。由于痉挛段长短不同以及手术者经验不同,可选择不同的手术方式和手术途径,包括结肠造瘘术和根治术。凡合并小肠结肠炎不能控制者,合并有营养不良、高热、贫血、腹胀、不能耐受根治术者,或保守治疗无效、腹胀明显影响呼吸者,均应及时行结肠造瘘术。现多主张早期进行根治手术,认为体重在3 kg以上、一般情况良好即可行根治术。

第五节 急性坏死性肠炎

急性坏死性肠炎(acute necrotizing enteritis)又名急性出血性坏死性肠炎,是以小肠广泛出血坏死为特征的急性炎症。多见于3~9岁儿童,夏秋季多见,病情危重,病死率高。

一、病因

尚未完全明确,多认为是由于C型产气荚膜梭状芽孢杆菌及其产生的耐热的β毒素(可致组织坏死)引起。该毒素易被肠内的胰蛋白酶分解破坏。胰蛋白酶分泌减少及其活性降低,可能是本病的诱发因素。

二、病理

从食管到结肠均可受累,但多见于空肠和回肠。肠壁增厚,黏膜皱襞肿胀,黏膜表面有散在的凝固性坏死灶,脱落后成浅溃疡,腹腔内可有脓性或血性渗出液。镜下见充血、水肿、出血、坏死、血管壁纤维素样坏死、血栓形成、炎性细胞浸润。多数仅累及黏膜及黏膜下层,严重者可达肌层和浆膜层,甚至发生肠穿孔和腹膜炎。

三、临床表现

(一)腹痛

常以突然腹痛起病,呈持续性钝痛伴阵发性加剧,常在脐周,或晚期波及全腹。

(二)呕吐

常在腹痛后出现。重者呕吐物为胃内容物,可含胆汁。

(三)腹泻和便血

腹痛不久即出现腹泻,初为黄色或蛋花汤样稀便。当黏膜有坏死出血时,即转为血便,呈暗红色糊状或赤豆汤样血水便,有腥臭味。出血量少者可无肉眼血便,但大便隐血试验呈强阳性。

(四)腹部体征

早期或轻症患儿腹稍胀,可有轻压痛。以后腹胀加重,可有固定压痛点。早期肠鸣音亢进,晚期肠壁肌层坏死、出血,可致肠麻痹,肠鸣音减弱或消失。当肠管坏死累及浆膜或肠穿孔时,出现腹膜炎症状,如腹胀、腹肌紧张、压痛、反跳痛等。肠穿孔者肝浊音界消失。休克患儿虽有腹膜炎而腹肌紧张和压痛可不太明显。

(五)脱水

由于大量体液和血渗入肠腔和腹腔,常有脱水、血容量减少、低钠、低钾和代谢性酸中毒。

(六)毒血症

由于肠壁坏死和毒素吸收引起。有发热,精神萎靡、烦躁、嗜睡、面色灰白。可出现休克,并常伴发弥散性血管内凝血(DIC)和败血症。

四、实验室检查

周围血白细胞总数和中性粒细胞增多，核左移，有中毒颗粒。血小板常减少。凝血酶原时间延长。大便镜检有大量红细胞，少量白细胞，隐血试验强阳性。厌氧菌培养多数可分离到产气荚膜杆菌。大便胰蛋白酶活性显著降低。

五、X 线检查

动力性肠梗阻为常见征象，小肠呈局限性扩张充气，肠间隙增宽，黏膜皱襞粗钝。有时可见到由于大段肠管坏死而形成一堆致密阴影。肠穿孔后出现气腹。忌做钡餐或钡剂灌肠检查。

六、诊断

凡小儿突然腹痛、呕吐、腹泻、便血并伴有毒血症表现或早期中毒性休克者，均应考虑本病。结合血、粪便化验及 X 线检查特征性改变进行诊断。

七、鉴别诊断

腹泻型应与婴儿腹泻病鉴别；中毒性休克者应与中毒型菌痢鉴别；便血型须与肠套叠及过敏性紫癜鉴别；腹膜炎型压痛位于右下腹者需与急性阑尾炎及梅克尔憩室炎鉴别；肠梗阻型需与绞窄性肠梗阻鉴别；合并肠蛔虫病或呕吐者需与胆管蛔虫及蛔虫性肠梗阻鉴别。

八、治疗

治疗方式主要是内科治疗、支持疗法，纠正水、电解质、酸碱平衡紊乱，防治休克，控制感染。

（一）禁食

疑诊本病即应禁食，确诊后继续禁食。必要时胃肠减压。待大便隐血阴性腹胀消失开始进食，从流质渐恢复到正常饮食。

（二）维持水、电解质、酸碱平衡和营养

禁食期间静脉补液，纠正脱水、电解质紊乱（低钠、低钾等）、酸中毒。供给热量，静脉营养。便血多者输血，注意补充维生素 B、维生素 C、维生素 K 等。

（三）抢救中毒性休克

休克是本病的主要死因。多为失血和感染中毒所致的混合型休克。治疗措施主要是补足有效循环血量，改善微循环，应用血管扩张药如异丙基肾上腺素等，但不宜用抗乙酰胆碱药。必要时可早期短程使用肾上腺皮质激素，一般不超过 3～5 天。肠管病变严重而广泛者，可早期手术切除坏死肠段。

（四）抗菌药物

可选用氯霉素、庆大霉素、头孢菌素等。甲硝唑对控制厌氧杆菌效果较好。

（五）胰蛋白酶

每次 0.1 mg/kg，每日 3 次，可破坏产气荚膜杆菌的 β 毒素。

（六）抗毒血清

产气荚膜杆菌抗毒血清静注，疗效较好。

（七）手术治疗

出现下列情况时可考虑手术治疗：①完全性肠梗阻。②明显的腹膜炎症状或疑有肠穿孔者。③多次大量便血，保守治疗效果不明显者。④中毒性休克内科疗法效果不佳者。⑤腹部症状迅速恶化。

第五章　神经系统疾病

第一节　化脓性脑膜炎

化脓性脑膜炎(purulent meningitis),简称“化脑”,亦称细菌性脑膜炎(bacterial meningitis),是细菌引起的中枢神经系统化脓性感染性疾病,小儿及婴幼儿常见。2 岁以内发病者约占 75%,发病高峰年龄是 6～12 个月。冬、春季节是化脑的好发季节。

化脑的临床表现以急性发热、惊厥、意识障碍、颅内压增高、脑膜刺激征以及脑脊液脓性改变为特征。随诊断治疗水平不断发展,本病预后已有明显改善,但病死率仍在 5%～15%,约 1/3 幸存者遗留各种神经系统后遗症,6 个月以内婴儿如患本病,则预后更为严重。

一、病因及发病机制

(一)致病菌

许多化脓菌都能引起本病。但 2/3 以上患儿是由脑膜炎球菌、肺炎链球菌和流感嗜血杆菌 3 种细菌引起的。2 个月以下婴幼儿、新生儿以及原发性或继发性免疫缺陷病者,易患肠道革兰阴性杆菌脑膜炎和金黄色葡萄球菌脑膜炎,前者以大肠杆菌最多见,其次为变形杆菌、绿脓杆菌或产气杆菌等。与国外不同,我国很少发生乙型溶血性链球菌颅内感染。

(二)感染途径

致病菌可通过多种途径侵入脑膜。

1.最常见的途径是通过血流

多数化脑是体内感染灶(如上呼吸道、皮肤、胃肠道黏膜或脐部)的致病菌通过血行播散至脑膜,即菌血症抵达脑膜微血管。当小儿免疫防御功能降低时,细菌穿过血脑屏障到达脑膜。

2.邻近组织器官感染

少数化脑可由邻近组织的感染扩散引起,如中耳炎、乳突炎、鼻窦炎、头面部软组织感染等,炎症扩散,波及脑膜。

3.与颅腔存在直接通道

如颅骨骨折、皮肤窦道或脑脊髓膜膨出继发感染,细菌可由此直接进入蛛网膜下腔。

(三)机体的免疫与解剖缺陷

小儿机体的免疫力低下,血脑屏障功能差,特别是婴幼儿,化脑的发病率高。如患有原发性或继发性免疫缺陷病，更易感染，甚至患少见致病菌或机会致病菌引起的化脑。

二、病理

在细菌毒素和多种炎症相关细胞因子作用下，形成以软脑膜、蛛网膜和表层脑组织为主的炎症反应，表现为广泛性血管充血、大量中性粒细胞浸润和纤维蛋白渗出，伴有弥漫性血管源性和细胞毒性脑水肿。在早期或轻型病例中，炎性渗出物主要在大脑顶部表面，逐渐蔓延至大脑基底部和脊髓表面。病情严重者，动静脉均可受累，血管周围及内膜下有中性粒细胞浸润，可引起血管痉挛、血管炎、血管阻塞、坏死和脑梗死。炎症引起的脑水肿和脑脊液循环障碍可使颅内压迅速增高，甚至出现脑疝。

三、临床表现

90%的化脑患者为5岁以下小儿，尤其1岁以下是患病高峰期。流感嗜血杆菌化脑较集中在3个月至3岁小儿。一年四季均有发生，但肺炎链球菌化脑冬春季多见，而脑膜炎球菌化脑和流感嗜血杆菌化脑分别以春、秋季发病多。大多急性起病。

(一)前驱症状

多数患儿起病较急，发病前有数日的上呼吸道或胃肠道感染病史。暴发型流行性脑脊髓膜炎则起病急骤，可迅速出现休克、皮肤出血点或瘀斑、弥漫性血管内凝血及中枢神经功能障碍。

(二)典型临床表现

1.感染中毒及急性脑功能障碍症状

包括发热、烦躁不安和进行性加重的意识障碍。随病情加重，患儿逐渐从意识模糊、嗜睡、昏睡、浅昏迷到深昏迷。30%以上患儿有反复的全身或局限性惊厥发作。脑膜炎双球菌感染患儿易有瘀斑、瘀点和休克。

2.颅内压增高表现

包括头痛、呕吐，婴儿则有前囟饱满与张力增高、头围增大等。合并脑疝时则有呼吸不规则、意识障碍突然加重或瞳孔不等大等征兆。

3.脑膜刺激征

以颈项强直最常见，其他，如克尼格(Kernig)征和布鲁津斯基(Brudzinski)征阳性。

(三)年龄小于3个月的幼婴和新生儿化脑表现多不典型

主要差异在：①体温可高可低，或不发热，甚至体温不升。②颅内压增高表现可不明显。幼婴不会诉头痛，可能仅有吐奶、尖叫或颅缝裂开等表现。③惊厥可不典型，可仅见面部、肢体局灶或多灶性抽动，局部或全身性肌阵挛或各种不显性发作。④脑膜刺激征不明显。与婴儿肌肉不发达、肌力弱和反应低下有关。

四、实验室检查

(一)脑脊液检查

脑脊液检查是确诊本病的重要依据。典型病例表现为压力增高，外观浑浊似米汤样，白细胞总数显著增多，$\geqslant 1\,000 \times 10^6/L$，但有20%的病例可能在$250 \times 10^6/L$以下，分类中性粒细胞为主。糖含量常有明显降低,蛋白显著增高。确认致病菌对明确诊断和指导治疗均有重要意义,涂片革兰染色检查致病菌,简便易行,检出阳性率甚至较细菌培养高。细菌培养阳性者应送药物敏感试验。多种免疫学方法可检测出脑脊液中致病菌的特异性抗原,对涂片和细菌培养未能检测到致病菌的患者诊断有参考价值。

(二)影像学检查

化脓性脑膜炎的临床影像学往往没有异常表现,可见硬膜下积液。在磁共振成像(MRI)检查时,T_1WI 上信号高于脑积液,在 $T_2{}^{W}$I 为高信号。MRI 增强扫描时可有强化。常常表现为并发症的影像学改变。常见的并发症如下。

(1)脑积水。

(2)脑室炎。

(3)静脉窦血栓形成。

(4)静脉性脑梗死。

(5)动脉周围炎。

(6)硬膜下积液:婴儿化脓性脑膜炎,尤其是嗜血杆菌感染时常发生。积液与脑积液呈等信号,常发生在额、颞部,增强后有强化效应。

(7)脑脓肿:化脓性感染治疗失败时,病变液化,周围有肉芽组织及纤维包膜,最后形成脓肿。通常脑脓肿形成有四期:①早期脑膜炎,有炎性细胞浸润及坏死组织,没有包膜,白质病变周围有广泛水肿。②晚期脑膜炎,坏死区较局限,有早期包膜,坏死区周围有血管增生,伴有分泌物,少量胶原纤维在形成。③在脓肿坏死中心的周围有更多胶原纤维,形成脓肿壁,病变比②期更为局限。④胶原纤维包膜更趋完整,包膜更厚,周围炎性浸润减少,水肿及占位效应减轻。

在 CT 平扫时,脓肿区为低密度,包膜为环形高密度。增强后呈环形强化,脓肿壁围绕在低密度的炎性组织周围,强化的环很薄(<5.0 cm),多位于灰、白质交界处,后两期的脓肿壁较清楚。

(三)其他

1.血培养

对所有疑似化脑的病例均应做血培养,以帮助寻找致病菌。

2.皮肤瘀斑、瘀点

是发现脑膜炎双球菌重要而简便的方法。

3.外周血象

白细胞总数大多明显增高,中性粒细胞为主。但在感染严重或不规则治疗者中,可能出现白细胞总数的减少。

五、并发症和后遗症

(一)硬脑膜下积液

15%~45%的化脑并发硬脑膜下积液,若加上无症状者,其发生率可高达 85%~90%。本症主要发生在 1 岁以下婴儿。凡经化脑有效治疗 48~72 h 后,体温不退、意识障碍、惊厥或颅内压增高等脑症状无好转，甚至进行性加重者，首先应怀疑本症可能性。头颅透光检查和CT扫描可协助诊断，但最后确诊，仍依赖硬膜下穿刺放出积液，同时也达到治疗目的。脑积液应送常规和细菌学检查。正常婴儿硬脑膜下积液量不超过2 mL，蛋白定量小于0.4 g/L。

发生硬脑膜下积液的机制尚不完全明确，推测原因：①脑膜炎症时，血管通透性增加，血浆成分渗出，进入潜在的硬脑膜下腔。②脑膜及脑的表层小静脉，尤其穿过硬膜下腔的桥静脉发生炎性栓塞，导致渗出和出血，局部渗透压增高，水分进入硬膜下腔形成硬膜下积液。

(二)脑室管膜炎

主要发生在治疗被延误的婴儿群体中。患儿在强力抗生素治疗下仍发热不退、惊厥、意识障碍不改善、颈项强直进行性加重甚至角弓反张，脑脊液始终无法正常化以及CT见脑室扩大时，需考虑本症。确诊依赖侧脑室穿刺，取脑室内脑脊液检查，显示异常。治疗大多困难，病死率和致残率高。

(三)抗利尿激素异常分泌综合征

炎症刺激垂体后叶致抗利尿激素过量分泌，引起低钠血症和血浆低渗透压，可能加剧脑水肿，致惊厥和意识障碍加重，或直接因低钠血症引起惊厥发作。

(四)脑积水

炎症渗出物粘连堵塞脑室内脑脊液流出通道，如导水管、第Ⅳ脑室侧孔或正中孔等狭窄处，引起非交通性脑积水；也可因炎症破坏蛛网膜颗粒，或颅内静脉窦栓塞致脑脊液重吸收障碍，造成交通性脑积水。发生脑积水后，患儿出现烦躁不安、嗜睡、呕吐、惊厥发作、头颅进行性增大、骨缝分离、前囟扩大饱满、头颅破壶音和头皮静脉扩张。疾病晚期，持续的颅内高压使大脑皮质退行性萎缩，患儿出现进行性智力减退和其他神经功能倒退。

(五)各种神经功能障碍

由于炎症波及耳蜗迷路，10%～30%的患儿并发神经性耳聋。其他表现有智力低下、癫痫、视力障碍和行为异常等。

六、诊断

早期诊断是保证患儿获得早期治疗的前提。凡急性发热起病，并伴有反复惊厥、意识障碍或颅内压增高表现的婴幼儿，均应注意本病可能性，应进一步依靠脑脊液检测确定诊断。然而，对有明显颅内压增高者，最好先适当降低颅内压后再行腰椎穿刺术(lumbar puncture，LP)以防腰穿后脑疝的发生。

婴幼儿和不规则治疗者临床表现常不典型，后者的脑脊液改变也可不明显，病原学检查往往阴性，诊断时应仔细询问病史和详细体格检查，结合脑脊液中病原的特异性免疫学检查及治疗后病情转变，综合分析后确定诊断。

七、鉴别诊断

除化脓菌外，结核分枝杆菌、病毒、真菌等皆可引起脑膜炎，并出现与化脑某些相似的临床表现，需注意鉴别。脑脊液检查，尤其病原学检查是鉴别诊断的关键。

（一）结核性脑膜炎

需与不规则治疗的化脑鉴别。呈亚急性起病，不规则发热，1～2 周后出现脑膜刺激征、惊厥或意识障碍等表现，或于昏迷前先有肢体麻痹；具有结核接触史，PPD 试验阳性或肺部等其他部位有结核病灶者支持结核诊断；脑脊液外观呈毛玻璃样，白细胞数多低于 500×10^9/L，以淋巴细胞为主，薄膜涂片抗酸染色和结核菌培养可帮助诊断。

（二）病毒性脑膜炎

临床表现与化脑相似，感染中毒及神经系统症状均比化脑轻，病程自限，大多不超过 2 周。脑脊液清亮，以淋巴细胞为主，糖含量正常。脑脊液中特异性抗体和病毒分离有助于诊断。

（三）隐球菌性脑膜炎

临床表现和脑脊液改变与结核性脑膜炎相似，但病情进展可能更缓慢，头痛等颅内压增高表现更持续和严重。诊断有赖脑脊液涂片墨汁染色和细菌培养找到致病真菌。

八、治疗

（一）抗生素治疗

1.用药原则

化脑预后严重，应力求用药 24 h 内杀灭脑脊液中致病菌，故应选择对病原菌敏感，且能较高浓度透过血脑屏障的药物。急性期要静脉用药，做到用药早、剂量足和疗程够。

2.药物选择

（1）病原菌明确前的抗生素选择。包括诊断初步确定，但致病菌尚未明确或院外不规则治疗者。治疗应选用对肺炎链球菌、脑膜炎球菌和流感嗜血杆菌三种常见致病菌皆有效的抗生素。目前主要选择能快速在患者脑脊液中达到有效灭菌浓度的第三代头孢菌素，包括头孢噻肟 200 mg/(kg·d)，或头孢曲松 100 mg/(kg·d)，疗效不理想时可联合使用万古霉素，40 mg/(kg·d)。对 β 内酰胺类药物过敏的患儿，可改用氯霉素 100 mg/(kg·d)。

（2）病原菌明确后的抗生素选择。①肺炎链球菌：由于当前半数以上的肺炎链球菌对青霉素耐药，故应继续按上述病原菌未明确方案选药。仅当药敏试验提示致病菌对青霉素敏感时，可改用青霉素 20 万～40 万 U/(kg·d)。②脑膜炎球菌：与肺炎链球菌不同，目前该菌大多数对青霉素依然敏感，故首先选用，剂量同前。少数耐青霉素者需选用上述第三代头孢菌素。③流感嗜血杆菌：对敏感菌株可换用氨苄西林 200 mg/(kg·d)。耐药者使用上述第三代头孢菌素或氯霉素。致病菌为金黄色葡萄球菌者应参照药敏试验选用萘夫西林、万古霉素或利福平等。革兰阴性杆菌感染者除多考虑上述第三代头孢菌素外，可加用氨苄西林或氯霉素。

3.抗生素疗程

对肺炎链球菌脑膜炎和流感嗜血杆菌脑膜炎，其抗生素疗程应是静脉滴注有效抗生素 10～14 天，脑膜炎球菌者 7 天，金黄色葡萄球菌脑膜炎和革兰阴性杆菌脑膜炎应 21 天以上。若有并发症，还应适当延长。

（二）肾上腺素的应用

细菌释放大量内毒素，可能促进细胞因子介导的炎症反应，加重脑水肿和中性粒细胞浸润，致使病情加重。抗生素迅速杀死致病菌后，内毒素释放尤为严重，此时使用肾上腺素不仅可抑制多种炎症因子的产生，还可降低血管通透性，减轻脑水肿和颅内高压。常用地塞米松 0.2～0.6 mg/(kg·d)，分 4 次静脉注射。一般连续用 2～3 天，长时间使用并无益处。

(三)并发症的治疗

1.硬膜下积液

少量积液无须处理。如积液量较大引起颅内压增高症状时，应做硬膜下穿刺放出积液，开始每天或隔天一次。每次一侧放液量 20～30 mL，两侧不超过 50～60 mL。有的患儿需反复多次穿刺，积液大多逐渐减少而治愈。个别迁延不愈者，需外科手术引流。

2.脑室管膜炎

除全身应用抗生素外，应进行侧脑室穿刺引流，降低颅内压，并注入抗生素。如庆大霉素每次 1 000～3 000 U，阿米卡星每次 5～20 mg，青霉素每次 5 000～10 000 U，氨下西林每次 50～100 mL。

3.脑积水

主要依赖手术治疗，包括正中孔粘连松解、导水管扩张和脑脊液分流术。

4.脑性低钠血症

应适当限制液体入量，补充钠盐。

(四)对症和支持治疗

(1)急性期严密监测生命体征：定期观察患儿意识、瞳孔和呼吸节律改变，并及时处理颅内高压，预防脑疝发生。20%甘露醇 1 g/(kg·次)，每 4～6 h 一次。

(2)及时控制惊厥发作：地西泮每次 0.3～0.5 mg，并防止再发。

(3)监测并维持体内水、电解质、血浆渗透压和酸碱平衡：对有抗利尿激素异常分泌综合征表现者，积极控制脑膜炎同时，适当限制液体入量，对低钠症状严重者酌情补充钠盐。

第二节　病毒性脑膜炎

病毒性脑膜炎是由各种病毒引起的中枢神经系统感染，临床主要表现为发热、颅内压增高和意识障碍。若同时累及脑膜则称为病毒性脑膜脑炎，患儿可同时出现脑膜刺激征。

一、病因和发病机制

多种病毒均可引起脑膜炎、脑膜脑炎，其中约 80%为肠道病毒(如埃可病毒、柯萨奇病毒、轮状病毒等)，其次为虫媒病毒(流行性乙型脑炎病毒等)、腺病毒、单纯疱疹病毒、腮腺炎病毒及其他病毒等。可分为流行性和散发性两类：①流行性脑膜炎，多由虫媒病毒感染引起，如流行性乙型脑炎，由蚊虫传播，主要发生于夏秋季(7～9 月)，属传染性疾病。②散发性脑膜炎，为非虫媒病毒感染引起，感染途径多样，我国以肠道病毒引发居多，约占 80%。目前重症病毒性脑膜炎以疱疹病毒所致者为主，尤以单纯疱疹病毒脑炎最常见。

病毒侵入机体后，先在淋巴系统及颅外某些器官组织内繁殖，患儿可出现发热等感染中毒症状，待病毒增殖至一定浓度，即可透过血脑屏障侵入中枢神经系统，侵犯脑膜和(或)脑实质，引起脑膜炎或脑膜脑炎；同时，剧烈的免疫反应可导致脱髓鞘病变、血管和血管周围脑组织损害。

二、病理

病变可累及脑膜和(或)脑实质，软脑膜充血水肿，可见单核细胞、浆细胞和淋巴细胞浸润，它们常环绕脉管形成袖套样病变，血管内皮及周围组织坏死，胶质细胞增生可形成胶质结节。神经细胞呈现不同程度的变性、肿胀和坏死，并出现噬神经细胞现象。神经细胞核内形成包涵体，神经髓鞘变性、断裂。

三、临床表现

临床表现多种多样，主要取决于病变是在脑膜还是在脑实质。一般来说，病毒性脑膜脑炎较病毒性脑膜炎严重，重症者更易发生急性期死亡或后遗症。

(一)一般表现

起病急，多表现为发热、头痛、呕吐、意识障碍或精神异常。病前常有上呼吸道或胃肠道感染史。

(二)神经系统表现

因病变部位、范围和严重程度不同而表现各异。①颅内压增高表现：头痛、呕吐、血压升高、婴儿前囟饱满等，若出现呼吸不规则和瞳孔不等大，则提示有脑疝形成。②惊厥：多表现为反复惊厥，呈全身性或局灶性强直阵挛发作。③意识障碍：意识模糊、嗜睡或昏迷，部分患儿伴有精神症状和动作异常。④局灶性症状体征：常见肢体瘫痪、失语、颅神经麻痹等。如一侧大脑病变为主，可引起急性偏瘫；小脑明显受累则出现共济失调；脑干明显受累则出现交叉性瘫痪和中枢性呼吸衰竭；颅神经受累则出现吞咽困难、声音嘶哑等；自主神经受累可出现大小便功能失控、出汗或竖毛；基底节明显受累则出现手足徐动、扭转痉挛等。⑤病理征：可见肌张力增高及巴宾斯基(Babinski)征阳性；若累及脑膜则出现较典型的脑膜刺激征，如颈项强直、布鲁津斯基(Brudzinski)征和克尼格(Kernig)征阳性等。

病毒性脑膜炎病程多在2～3周，一般预后良好，但严重病例病程可达数周或数月，并可遗留癫痫、肢体瘫痪、智力低下、失语、失明等后遗症。

四、实验室和其他检查

(一)血常规

白细胞总数多正常或偏低，伴有持续高热时白细胞数可升高。

(二)脑脊液检查

压力通常增高，外观清亮，白细胞总数多在$(0\sim500)\times10^6/L$，分类以淋巴细胞为主，蛋白含量正常或轻度增高，糖及氯化物正常，涂片或细菌培养均无细菌发现。

(三)病毒学检查

发病早期可从脑脊液(CSF)或咽分泌物、大便中进行病毒分离及特异性抗体测定，有助于早期诊断。恢复期血清特异性抗体滴度较急性期高出 4 倍以上亦有诊断价值。

(四)脑电图

主要表现为高幅慢波,呈弥漫性分布,少数伴有癫痫样放电。无特异性,可作为诊断参考。

(五)影像学检查

CT 和 MRI 有助于确定病变的部位、范围和性质,可根据病情选用。

五、诊断和鉴别诊断

主要依据病史、临床表现及脑脊液检查做出初步诊断。在病原学检测结果明确前,多依靠排除其他中枢神经系统疾病做出诊断。注意以下鉴别。

(一)颅内其他病原感染

主要根据脑脊液外观、常规、生化和病原学检查,与化脓性脑膜炎、结核性脑膜炎、隐球菌性脑膜炎鉴别。

(二)中毒性脑病

因急性中毒性脑病临床表现及脑脊液检查与病毒性脑膜炎相似,故不易鉴别,需病原学检查协助诊断。

(三)颅内占位性病变

与颅内出血、脑肿瘤、脑脓肿、脑寄生虫的鉴别有赖于影像学检查。

六、治疗

(一)一般治疗

(1)加强护理,保证营养供给,维持水电解质平衡。

(2)对高热患儿可给予物理降温或药物降温,将体温控制在正常范围。

(3)有惊厥者可酌情选用安定、苯巴比妥等药物。

(4)降颅内压:可选用 20%甘露醇和呋塞米。

(5)应用抗生素:对重症患儿或继发细菌感染者,应给予抗生素治疗。

(二)病因治疗

(1)疱疹病毒脑炎:选用阿昔洛韦 15~30 mg/(kg·d),每 8 h 静脉滴注 1 次;也可选用更昔洛韦 10 mg/(kg·d),每 12 h 静脉滴注 1 次。

(2)其他病毒感染:选用利巴韦林 10~15 mg/(kg·d)。

(3)免疫球蛋白:静脉注射丙种球蛋白 400 mg/(kg·d),连用 5 天。

(4)其他:可选用干扰素、转移因子或中药等。

(三)肾上腺素

急性期可选用地塞米松 0.5 mg/(kg·d)静脉注射,3 天为 1 个疗程,可抑制炎症反应、减轻脑水肿、降低颅内压,但尚有争议。

(四)康复治疗

对恢复期患儿或有后遗症者,应进行功能锻炼,并酌情给予针灸、按摩、高压氧等治疗,并给予营养神经药物,以促进神经功能的恢复。

第三节　吉兰-巴雷综合征

吉兰-巴雷综合征又称急性感染性多发性神经根神经炎，是一种周围神经系统疾病。小儿麻痹在我国被消灭以后，它已成为引起儿童弛缓性麻痹的主要疾病之一，主要以肢体对称性、弛缓性麻痹为主，侵犯颅神经、脊神经，以运动神经受累为主。累及重症患儿呼吸肌。本病为急性发病，有自限性，预后良好。本病病因尚未阐明，疑本病与病毒感染有关。目前认为本病是一种器官特异性的自身免疫性疾病。

一、病因

本病发病率每年为(1～4)/10万。可发生于任何年龄，但以儿童和青年为主。男性和女性均可发病，男性略多于女性。发病无季节性差异，但国内北方地区以夏秋季节多发。尽管吉兰-巴雷综合征发病机制仍未完全阐明，但免疫学致病机制近年来被推崇和广泛接受。研究结果表明中国北方儿童吉兰-巴雷综合征发病与空肠弯曲菌感染及卫生状况不良有关。事实上，50%以上的吉兰-巴雷综合征患者伴有前驱感染史，如呼吸道病毒感染、传染性单核细胞增多症病毒感染、巨细胞病毒、流感病毒感染，特别是空肠弯曲菌引起的肠道感染。这些感染源与人体周围神经的某些部分很相似，引起交叉反应。

二、临床表现

据国内统计，55%患儿于神经系统症状出现前1～2周有前驱感染史，如上呼吸道感染、风疹、腮腺炎或腹泻等，前驱病恢复后，患儿无自觉症状，或仅感疲倦。常见发病诱因为淋雨、涉水、外伤等。

绝大多数病例急性起病，体温正常，1～2周病情发展至高峰，持续数日，多在病程2～4周开始恢复。个别患儿起病缓慢，经3～4周病情发展至高峰。

(一)运动障碍

进行性肌无力是该疾病的突出症状。多数患儿首发症状是双下肢无力，然后呈上行性麻痹进展；少数患儿呈下行性麻痹。可以由颅神经麻痹开始，然后波及上肢及下肢。患儿肢体可以从不完全性麻痹逐渐发展为完全性麻痹，表现为不能坐、翻身，颈部无力，手足下垂。麻痹呈对称性(双侧肌力差异不超过一级)，肢体麻痹一般远端重于近端。少数病例可表现为近端重于远端。受累部位可见肌萎缩，手足肌肉尤其明显。腱反射减弱或消失。

(二)颅神经麻痹

病情严重者常有颅神经麻痹，常为几对颅神经同时受累，也可见单一颅神经麻痹。患儿表现为声音小、吞咽困难或进食时呛咳、无表情。少数重症患儿的全部运动颅神经均可受累。偶见视盘水肿，其发生机制尚不清楚。

(三)呼吸肌麻痹

病情严重者常有呼吸肌麻痹。为了有助临床判断呼吸肌受累程度,根据临床症状及体征,参考胸部X线透视结果,综合判断。拟定呼吸肌麻痹分度标准。Ⅰ度呼吸肌麻痹:声音较小,咳嗽力较弱,无呼吸困难,下部肋间肌或(和)膈肌运动减弱,未见矛盾呼吸。X线透视下肋间肌或(和)肌运动减弱。Ⅱ度呼吸肌麻痹:声音小,咳嗽力弱,有呼吸困难,除膈肌或肋间肌运动减弱外,稍深吸气时上腹部不鼓起,反见下陷,出现腹膈矛盾呼吸。X线透视下膈肌或(和)肋间肌运动明显减弱。Ⅲ度呼吸肌麻痹:声音小,咳嗽力明显减弱或消失,有重度呼吸困难,除有膈肌或(和)肋间肌运动减弱外,平静呼吸时呈腹膈矛盾呼吸或胸式矛盾呼吸。X线透视下膈肌或(和)肋间肌运动明显减弱,深吸气时膈肌下降小于一个肋间,平静呼吸时膈肌下降小于1/3个肋间,甚至不动。

(四)自主神经障碍

患者常有出汗过多或过少,肢体发凉,阵发性脸红,心率增快等临床表现。严重病例可有心律不齐,期前收缩,血压升高及不稳,可突然下降或上升,有时上升与下降交替出现,病情好转时,心血管障碍亦减轻。患者还可出现膀胱和肠道功能障碍,表现为一过性尿潴留或失禁,常有便秘或腹泻。

(五)感觉障碍

感觉障碍不如运动障碍明显。而且一般只在发病初期出现。主要为主观感觉障碍,如痛、麻、痒及其他感觉异常等,这些感觉障碍维持时间比较短,常为一过性。对年长儿进行感觉神经检查,可能有手套式、袜套式或根性感觉障碍。不少患者在神经干的部位有明显压痛。多数患者于抬腿时疼痛。

三、实验室检查

(一)脑脊液

脑脊液压力大多正常。多数患者的脑脊液显示蛋白细胞分离现象,即蛋白虽增高而细胞数正常,病程2～3周达高峰,为本病特征之一。有时患者脑脊液蛋白含量高达20 g/dL,此时可引起颅内压增高和视盘水肿。这可能是蛋白含量过高增加了脑脊液的黏稠度,导致再吸收障碍所致。

(二)血液

大多数患者的血液中能够检测出针对髓鞘的正常成分如GM-1等神经节苷脂、P_2蛋白和髓鞘相关糖蛋白等的自身抗体。抗体可出现IgG、IgM和IgA等不同亚型。亦可出现抗心磷脂抗体。患者的周围血中存在致敏的淋巴细胞,在体外可以破坏髓鞘。

(三)肌电图检查

神经传导速度和肌电图的检查在吉兰-巴雷综合征的诊断中很有价值。可显示神经元受损。一般认为神经传导速度减慢与髓鞘受损有关,复合肌肉动作电位的波幅降低与轴索损害有关。患者肌电图提示以神经传导速度减慢为主,而波幅降低相对不太明显,这与本病的病理特征周围神经髓鞘破坏有关。此外,本病肌电图可示F波的潜伏期延长或消失,F波的改变常提示周围神经近端或神经根受损。

四、诊断

典型病例不难做出诊断。由于本病无特异性诊断方法，因此对于临床表现不典型病例，诊断比较困难，通常是依靠临床症状及实验室检查，排除其他神经系统疾病的可能性后才能确定诊断。以下几点可作为诊断的参考：①急性发病，不发热，可见上行性、对称性、弛缓性麻痹，少数为下行性麻痹，腱反射减弱或消失。②四肢有麻木或酸痛等异常感觉，呈手套式、袜套式感觉障碍，但一般远较运动障碍轻。③可伴有运动性颅神经障碍，常见面神经、舌咽神经、迷走神经受累，病情严重者常有呼吸肌麻痹。④脑脊液可有蛋白细胞分离现象，肌电图的检查可显示神经元受损或/和神经传导速度减慢，复合肌肉动作电位的波幅降低。

五、鉴别诊断

(一)脊髓灰质炎

本病麻痹型中以脊髓型最多见，因脊髓前角细胞受损的部位及范围不同，故病情轻重不等。本病多见于未曾服用脊髓灰质炎减毒活疫苗的小儿。多先有发热，2～3 天热退后出现肢体和(或)躯干肌张力降低，肢体和(或)腹肌不对称弛缓性麻痹，腱反射减弱或消失，无感觉障碍。重者可伴有呼吸肌麻痹，如治疗不当，可导致死亡。发病早期脑脊液多有细胞数增加，蛋白多正常，称蛋白细胞分离现象。肌电图示神经元损害。脊髓灰质炎的确诊主要依据粪便的脊髓灰质炎病毒分离阳性。患者脑脊液或血液中查有脊髓灰质炎特异性 IgM 抗体(1 个月内未服脊髓灰质炎减毒活疫苗)，恢复期血清中抗体滴度比急性期增高 4 倍或 4 倍以上。均有助诊断。

(二)急性脊髓炎

起病较神经根炎缓慢，病程持续时间较长。发病早期常见发热，伴背部及腿部疼痛，很快出现脊髓休克期，表现急性弛缓性麻痹。脊髓休克解除后，出现上运动神经元性瘫痪，肌张力增高、腱反射亢进及其他病理反射。常有明显的感觉障碍平面及括约肌功能障碍。脑脊液显示炎症性改变。因脊髓肿胀，故脊髓 MRI 检查有助诊断。

(三)脊髓肿瘤

先为一侧间歇性神经根性疼痛，以后逐渐发展为两侧持续性疼痛。由于脊髓压迫，引起运动、感觉障碍，严重者出现脊髓横断综合征。大多数患者病情进展缓慢。腰膨大以上受累时，表现为下肢的上神经源性瘫痪及病变水平以下感觉障碍，常有括约肌障碍，如便秘、排尿困难、尿失禁。脑脊液变黄色，蛋白量增高，脊髓 MRI 检查可助诊断。必要时手术探查，依据病理结果方可确诊。

(四)低血钾性周期性麻痹

表现为软弱无力，肢体可有弛缓性麻痹，以近端为重，严重者累及全身肌肉，甚至影响呼吸肌，发生呼吸困难。腱反射减弱。无感觉障碍。病程短，发作数小时或 1～4 天即可自行消失。脑脊液正常，血钾$<$3.5 mmol/L，心律失常，心音低钝，心电图出现 U 波和 ST-T 的改变。用钾治疗后症状很快恢复。

(五)癔症性瘫痪

情绪因素影响肢体瘫痪，进展快，腱反射存在，无颅神经和呼吸肌的麻痹，无肌萎缩，用暗示疗法可以很快恢复。

六、治疗

吉兰-巴雷综合征患者的强化监护、精心护理和并发症的预防是治疗的重点。由于本病的临床和病理过程多属可逆性及自限性，所以在急性期，特别是在呼吸肌麻痹时，应积极进行抢救，采用综合的治疗措施，使患者度过危险期。

（一）一般性治疗

由于患者瘫痪很长时间，容易产生并发症，如坠积性肺炎、脓毒血症、褥疮和血栓性静脉炎等。这时耐心细致地护理是降低病死率、减少并发症的关键。特别要保持呼吸道通畅，防止发生窒息。注意室内温度、湿度，可采用雾化气体吸入、拍击患者的背部、体位引流等；勤翻身，防止褥疮；注意保持瘫痪肢体的功能位置，防止足下垂等变形；严格执行消毒隔离制度，尤其在气管切开术后要做好无菌操作的处理，防止交叉感染。由于吉兰-巴雷综合征患者发生自主神经系统并发症比较多，可引起心律失常，应给予持续心电监护。发现异常应予以纠正，但室性心动过速很常见，通常不需要治疗。

（二）静脉大剂量丙种球蛋白的治疗

用静脉大剂量丙种球蛋白治疗本病，目前已被临床广泛使用，已证明其可缩短病程，并可抑制急性期患者病情进展。其用法为 400 mg/kg，连续使用 5 天。一般自慢速开始每小时 40 mL，后可增加到 100 mL。

（三）血浆置换

血浆置换越早进行越好，可缩短病程，但并不能降低死亡率。治疗的机制可能是清除患者血浆中的髓鞘毒性抗体、致病的炎性因子、抗原抗体免疫复合物等，减轻神经髓鞘的中毒作用，促进髓鞘的修复和再生。

（四）糖皮质激素治疗

国内外学者对它是否用于吉兰-巴雷综合征患者仍存在两种不同的观点。从理论上讲，应用糖皮质激素合理。但因为吉兰-巴雷综合征是一个自限性疾病，所以常难肯定其确切疗效。治疗剂量是氢化可的松每日 5～10 mg/kg，或地塞米松 0.2～0.4 mg/kg，连续使用 1～2 周，后可改用口服泼尼松 2～3 周内逐步减停；也可采用大剂量甲泼尼龙 20 mg/kg，连续使用 3 天后，可改用泼尼松口服。

（五）呼吸肌麻痹治疗

对有明显呼吸肌麻痹的患者，保持呼吸道通畅、正确掌握气管切开的适应证、及时使用人工呼吸器，是降低病死率的重要措施与关键。首先判断有无呼吸肌麻痹及麻痹的严重程度尤为重要，因呼吸肌麻痹最终可导致呼吸衰竭，易合并肺内感染、肺不张、痰堵窒息而影响预后。对呼吸肌轻度麻痹，但尚能满足生理通气量的患者，在吸气末用双手紧压胸部，刺激患儿咳嗽，促进痰液排出。应注意保持病室空气湿润，对于稠痰不易咳出者可给予雾化吸入及体位引流。

呼吸肌麻痹的急救包括气管切开和用呼吸机辅助呼吸，具体指征如下：①Ⅲ度呼吸肌麻痹。②呼吸肌麻痹Ⅱ度伴舌咽、迷走神经麻痹者。③Ⅱ度呼吸肌麻痹以上伴有肺炎、肺不张者。④暴发型者（是指发病在 24～48 h 内，呼吸肌麻痹进入Ⅱ度者），都应及时做经鼻气管插管或气管切开术。

（六）其他

重症患者常并发呼吸道感染，包括各种细菌感染，更多见于糖皮质激素使用过程中，应给予抗生素积极控制细菌感染。维生素 B_1、维生素 B_6、维生素 B_{12} 及 ATP 等药物可促进神经系统的代谢。恢复期常采用针灸、按摩、体疗以促进神经功能恢复，防止肌肉萎缩。

第四节　重症肌无力

重症肌无力（myasthenia gravis，MG）是累及神经肌肉接头处突触后膜上乙酰胆碱受体（AChR）的自身免疫性疾病，临床表现为肌无力，且活动后加重，休息后或给予胆碱酯酶抑制剂后症状减轻或消失。

一、病因及发病机制

重症肌无力发病的基本机制是机体自身产生乙酰胆碱受体的抗体，使神经肌肉接头处突触后膜上的乙酰胆碱受体破坏，造成神经指令信号不能传给肌肉，使肌肉的随意运动发生障碍，但机体为何产生自身抗体，原因不清楚。临床观察到不少患者胸腺肥大，认为可能与胸腺的慢性病毒感染有关。本病也具有某些遗传学特征，研究发现不同的人群发病率不同，一些人类白细胞抗原（human leukocyte antigen，HLA）型别的人群发病率高，女性 HLA-A1B8 及 HLA-DW3、男性 HLA-A2B3 人群发病率明显高于其他人群。

二、临床表现

根据发病年龄和临床特征，本病可分为以下 3 种常见类型。

（一）新生儿一过性重症肌无力

如果母亲患重症肌无力，其所生新生儿中有 1/7 的概率患本病。原因是乙酰胆碱受体的抗体通过胎盘，攻击新生儿乙酰胆碱受体。患儿出生后数小时或数天出现症状，表现为哭声细弱、吸吮吞咽无力，重者出现呼吸肌无力而呈现缺氧症状。体征有肌肉松弛、腱反射减弱或消失。很少有眼外肌麻痹、眼睑下垂症状。有家族史者易于识别。肌内注射新斯的明或依酚氯铵后症状立即减轻有特异性识别价值。本病为一过性，多数于 5 周内恢复。轻症不需治疗，重症则应给予抗胆碱酶药物。血浆交换治疗的疗效较好，至于为何重症肌无力母亲所生的新生儿多数无症状，原因可能是新生儿乙酰胆碱受体与母亲的乙酰胆碱受体抗原性不一样，不能被抗体识别而免受攻击。

（二）新生儿先天性重症肌无力

本病又名新生儿持续性肌无力，患儿母亲无重症肌无力，本病多有家族史，为常染色体隐性遗传。患儿出生后主要表现为上睑下垂、眼外肌麻痹。全身性肌无力、哭声低弱及呼吸困难较少见。肌无力症状较轻，但持续存在，血中乙酰胆碱受体的抗体滴度不高，胆碱酯酶抑制剂治疗无效。

(三)儿童型重症肌无力

本病是最多见的类型。2～3岁为发病高峰,女性多于男性,根据临床特征分为眼肌型、全身型及脑干型。①眼肌型:最多见,单纯眼外肌受累,表现为一侧或双侧眼睑下垂,晨轻暮重,也可表现为眼球活动障碍、复视、斜视等,重者眼球固定。②全身型:有一组以上肌群受累,主要累及四肢,轻者一般活动不受严重影响,仅表现为走路不能持久,上楼梯易疲劳。常伴眼外肌受累,一般无咀嚼、吞咽、构音困难。重者常需卧床,伴有咀嚼、吞咽、构音困难,并可有呼吸肌无力。腱反射多数减弱或消失,少数可正常。无肌萎缩及感觉异常。③脑干型:主要表现为吞咽困难及声音嘶哑,可伴有眼睑下垂及肢体无力。

三、预后

儿童型重症肌无力可自行缓解或缓解与急性发作交替,或缓慢进展。呼吸道感染可诱发本病或使症状加重。据报道眼肌型第1次起病后,约1年患儿自行缓解。以眼肌症状起病者,若2年后不出现其他肌群症状,则一般不再出现全身型症状,预后好。脑干型可致营养不良或误吸,预后较差。呼吸肌严重受累者可致呼吸衰竭而死亡。

四、诊断及鉴别诊断

根据病变主要侵犯骨骼肌及一天内症状的波动性(上午轻、下午重的特点)对病的诊断当无困难。同时采用下列检查进一步确诊。

(一)疲劳试验(Jolly试验)

使受累肌肉重复活动后症状明显加重。如咀嚼肌力弱者可使其重复咀嚼动作30次以上,若加重导致不能咀嚼,此为疲劳试验阳性,可帮助诊断。

(二)胆碱酯酶抑制剂试验

1.依酚氯铵试验

依酚氯铵0.2 mg/kg或0.5 mg/kg,1 min后再给,以注射用水稀释1 mL,静脉注射,症状迅速缓解则为阳性。持续10 min左右又恢复原状。

2.新斯的明试验

甲基硫酸新斯的明0.04 mg/kg(新生儿每次0.1～1.15 mg)肌内注射,20 min后症状明显减轻则为阳性,可持续2 h左右。为对抗新斯的明的毒蕈碱样反应(瞳孔缩小、心动过缓、流涎、多汗、腹痛、腹泻、呕吐等)应准备好肌内注射阿托品。

(三)神经重复频率刺激检查

必须在停用新斯的明17 h后进行,否则可出现假阴性。典型改变为低频(2～3 Hz)和高频(10 Hz以上)重复刺激均能使肌动作电位波幅递减,递减幅度10%以上为阳性。80%的病例低频刺激时呈现阳性反应,用单纤维肌电图测量同一神经支配的肌纤维,发现电位间的间隔时间延长。神经传导速度正常。

(四)AChR抗体滴度测定

对MG的诊断具有特征性意义。90%以上全身型MG病例的血清中AChR抗体滴度明显增高(高于10 nmol/L),但眼肌型的病例多正常或仅轻度增高。

五、治疗

(一)药物治疗

1.胆碱酯酶抑制剂

常用者有下列数种。①溴化新斯的明:口服剂量为每日 0.5 mg/kg(即溴吡斯的明 2 mg/kg),每 4 h 一次(5 岁内);每日 0.25 mg/kg(即溴吡斯的明 1 mg/kg),分为每 4 h 一次(5 岁以上)。逐渐加量,一旦出现毒性反应则停止加量。②溴吡斯的明:口服剂量为每日 2 mg/kg,每 4 h 一次(5 岁内);每日 1 mg/kg,每 4 h 一次(5 岁以上)。逐渐加量,一旦出现毒性反应则停止加量。③安贝氯铵:口服剂量(成人)为每次 5～10 mg,每日 3～4 次。④辅助药物:如氯化钾、麻黄素等可加强新斯的明药物的作用。

2.皮质类固醇

可选用泼尼松每日 1.5 mg/kg 口服;也有人主张用大剂量冲击疗法,但在大剂量冲击期间有可能出现呼吸肌瘫痪。因此,应做好气管切开、人工呼吸的准备。如症状缓解则可逐渐减量至最小的有效剂量以维持治疗,同时应补充钾盐。长期应用者应注意骨质疏松、股骨头坏死等并发症。无论全身型或眼肌型患儿均可一开始即用皮质类固醇治疗,治疗后期可加用胆碱酯酶抑制剂。

3.免疫抑制剂

可选用硫唑嘌呤或环磷酰胺,应随时检查血象,一旦发现白细胞低于 3×10^9/L 时应停用上述药物,同时注意肝肾功能的变化。

忌用对神经-肌肉传递阻滞的药物,如各种氨基糖苷类抗生素、奎宁、奎尼丁、氯丙嗪以及各种肌肉松弛剂等。

(二)胸腺组织摘除术

对胸腺增长者效果好。适应证为年轻女性患者中病程短、进展快的病例。对合并胸腺瘤者也有一定疗效。对全身型重症肌无力患儿,目前主张使用。手术后继续用泼尼松 1 年。

(三)放射治疗

如因年龄较大或其他原因不适于做胸腺摘除者可行深部 ^{60}Co 放射治疗。

(四)血浆置换法

如上述治疗均无效者可选用血浆置换疗法,可使症状迅速缓解,但需连续数周,且价格昂贵,目前尚未推广应用。

(五)危象的处理

一旦发生呼吸肌瘫痪,应立即进行气管切开,应用人工呼吸器辅助呼吸。但应首先确定为何种类型的危象,进而对症治疗。

1.肌无力危象

肌无力危象为最常见的危象,往往由抗胆碱酯酶不足引起。可用依酚氯铵试验证实,如注射后症状明显减轻则应加大胆碱酯酶抑制剂的剂量。

2.胆碱能危象

由胆碱酯酶抑制剂过量引起。患者肌无力加重,并出现肌束颤动及毒蕈碱样反应。可静脉注入依酚氯铵 2 mg，如症状加重则立即停用胆碱酯酶抑制剂，待药物排出后可重新调整剂量，或改用皮质类固醇类药物等其他疗法。

3.反跳危象

出于对胆碱酯酶抑制剂不敏感，依酚氯铵试验无反应。此时应停止应用胆碱酯酶抑制剂而输液维持。过一段时间后对胆碱酯酶抑制剂有效时可再重新调整用量，或改用其他疗法。

在危象的处理过程中，保证气管切开护理的无菌操作，勤吸痰，保持呼吸道通畅，防止肺不张、肺部感染等并发症是抢救成功的关键。

参考文献

[1]常晓丹，蔡鸣.临床医学实训指导手册[M].北京：人民军医出版社，2019.

[2]崔爱华，陈欣欣，邵鹏.临床儿科疾病诊治与护理[M].北京：人民卫生出版社，2018.

[3]高兰平.儿科疾病临床诊治难点评述[M].苏州：苏州大学出版社，2016.

[4]李斌.儿科疾病临床诊疗实践[M].开封：河南大学出版社，2020.

[5]李晓捷.儿童常见疾病康复指南[M].北京：人民卫生出版社，2020.

[6]李欣，邵剑波.儿科影像诊断必读[M].北京：人民军医出版社，2017.

[7]李玉波，陈敏.儿科疾病[M].北京：人民卫生出版社，2013.

[8]刘瀚旻.基层儿科常见症状与疾病[M].北京：人民卫生出版社，2022.

[9]倪鑫，沈颖，钱素云.儿科医生能力提升培训教程[M].北京：人民卫生出版社，2022.

[10]齐建光.儿科住院医师手册[M].北京：北京大学医学出版社，2017.

[11]申昆玲，姜玉武.儿科学[M].北京：北京大学医学出版社，2013.

[12]沈晓明，桂永浩.临床儿科学[M].北京：人民卫生出版社，2013.

[13]孙锟.儿科临床决策支持手册[M].北京：人民卫生出版社，2021.

[14]杨作成.儿科疑难疾病病例分析[M].长沙：湖南科学技术出版社，2020.

[15]于广军.基层儿科实用培训教程[M].北京：人民卫生出版社，2021.

[16]于明启.临床儿科诊疗学[M].西安：西安交通大学出版社，2015.

[17]张焱.中医临床学·儿科分册[M].北京：人民卫生出版社，2022.

[18]赵春，孙正芸.临床儿科重症疾病诊断与治疗[M].北京：北京大学医学出版社，2015.

[19]赵静.现代儿科疾病治疗与预防[M].开封：河南大学出版社，2020.

[20]赵淑云，郭金金，刘艳芳.儿科疾病护理指导[M].北京：人民军医出版社，2016.

[21]赵祥文，肖政辉.儿科急诊医学·第5版[M].北京：人民卫生出版社，2022.

[22]赵晓东.儿童免疫学[M].北京：人民卫生出版社，2022.

[23]邹丽萍.小儿内科临床路径[M].北京：人民军医出版社，2018.